U0629441

家庭自我调养系列

药膳祛百病

李海霞　周重建　主编

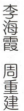

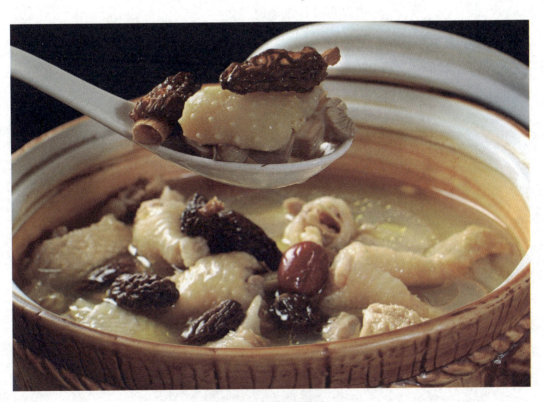

天津出版传媒集团

天津科学技术出版社

图书在版编目（CIP）数据

家庭自我调养系列. 药膳祛百病 / 李海霞，周重建

主编. -- 天津 ： 天津科学技术出版社，2025. 1.

ISBN 978-7-5742-2525-1

Ⅰ. R247.1

中国国家版本馆CIP数据核字第2024WB2378号

家庭自我调养系列. 药膳祛百病

JIATING ZIWO TIAOYANG XILIE.YAOSHAN QU BAIBING

责任编辑：马妍吉

出　　版：天津出版传媒集团
　　　　　天津科学技术出版社

地　　址：天津市西康路 35 号

邮　　编：300051

电　　话：（022）23332695

网　　址：www.tjkjcbs.com.cn

发　　行：新华书店经销

印　　刷：三河市宏图印务有限公司

开本 668×970　1/16　印张 12　字数 200 000

2025 年 1 月第 1 版第 1 次印刷

定价：68.00 元

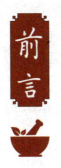

前言

"治病不如防病"，与其把金钱和时间花费在求医问药上，不如花在平日的补养上。有了好身体，"百病不生"，这才是养生的最终目的。

随着生活水平的提高和生活节奏的加快，人们越来越重视自身健康，也越来越注重养生。

中医养生以培养生机、预防疾病、延年益寿为目的，常用的方法包括食养、药养、运动、针灸、按摩、拔罐等，其中食养、药养是极为便捷的两种方式。由于人们普遍有"厌于药，喜于食"的心理，所以，将食物和药物结合起来就成了绝佳的养生方式之一，这就是药膳。

药膳是将中药与食物科学地搭配，取药物之药性，借食物之鲜美，来实现养生、辅助防病治病之目的。药膳不仅能发挥药物的治病功效，还能满足人们的口腹之欲，且取材便捷，便于自制，因此，已渐渐成为家庭餐桌上的一道道普通菜肴。

药膳取材广泛，很少受到限制，日常饮食中所有常见的天然蔬果、五谷杂粮、禽蛋肉类都能用来制作药膳。药膳的制作方法多样，蒸、煮、炖、熬、烩、焖、烧、炸……能满足不同家庭的需求。

食用药膳应辨证、顺时、因人而异，本书从体质调养开始，到五脏六腑的调养，再到辅助治疗多种疾病，以及按季节特点和不同人群的健康需求调养身心，精心挑选了1000种养生药膳。本书中，不仅有药膳的选材、制作方法的详细介绍，还有药膳养生功效以及主要食材价值的深度讲解，让读者能更加深入地了解常见药膳和食材的作用。在药膳制作方面，书中有完整的做法、丰富多彩的图片，实用性很强，就算是新手也能很快入门，做出既好吃又养生的药膳佳品来。书中每种药膳取材都很常见，购买便利。

编者

目 录

第一章 食疗养生，先揭开药膳的神秘面纱

第二章 体质调养推荐药膳，给全家的养生宴

气虚体质推荐药膳 28

阴虚体质推荐药膳 32

阳虚体质推荐药膳 36

血瘀体质推荐药膳 40

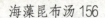

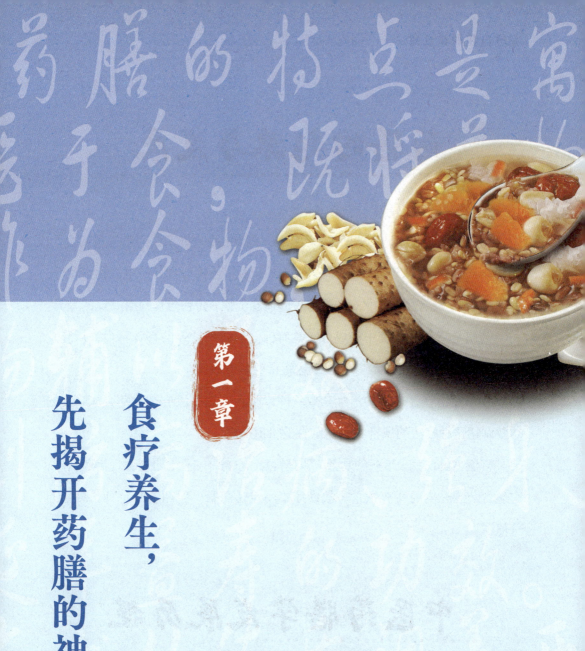

第一章

食疗养生，
先揭开药膳的神秘面纱

药膳的起源与发展

"药膳"的名称，最早见于《后汉书·烈女传》"母亲调药膳思情笃密"，随后《宋史·张观传》有"蚤起奉药膳"的记载。药膳与食疗最早混称为食养、食治、食疗，没有严格的区分。而从现代概念上说，药膳与食疗有一定的差异。

药膳是指包含传统中药成分，具有保健、防病功效的特殊膳食，从膳食的内容和形式阐述膳食的特性，表达膳食的形态概念。

食疗是指膳食产生的治疗功效，即以膳食作为手段进行治疗，从膳食的功效阐述这种疗法的属性，表达膳食的价值概念。

药膳发挥防病、治病的功效，即是食疗。食疗中"食"的概念远比药膳广，它包含药膳在内的所有饮食。故食疗不一定是药膳，但药膳必定具备食疗的价值。

中医药膳学发展历程

一、药膳的起源——远古时期

中医药膳源于对远古时期"药食同源"或"医食同源"的认识，这一时期应在殷商之前。神农尝百草的传说，则表明远古时代的人们已经在有意识、有目的地寻求可食与治病的原料。《淮南子》描写了神农"尝百草之滋味，水泉之甘苦，令民知所避就。当此之时，一日而遇七十毒。"意思就是懂得百草的基本性能及毒性，为后世本草学打下基础。这同时也是"药食同源"的最早缘起。

二、药膳的理论奠基——先秦时期

自西周至春秋战国时期，药膳已经形成了基本的理论概貌。作为现存最早的中医典籍——《黄帝内经》，不仅创立了中医基础理论，同时也开创了药膳的理论体系。

《黄帝内经》论证了五脏与五味的相关性。《素问·六节藏象论》指出："地食人以五味……五味入口，藏于肠胃，味有所藏，以养五气，气和而生，津液相成，神乃自生"。五味，主要指饮食。食物如药物一样，具有辛、酸、甘、苦、咸五种味，它们与五脏有着相应的关系。这种相关性，在《素问·金匮真言论》中有详细的记载："东方青色，入通于肝。开窍于目，藏精于肝……其味酸……其畜鸡，其谷麦。"类似的论述还有："南方赤色，入通于心，开窍于耳，藏精于心……其味苦。中央黄色，入通于脾，开窍于口，藏精于脾……其味甘；西方白色，入通于肺……其味辛。北方黑色，入通于肾……其味咸。"五谷与五畜均有其性味，分别与五脏相关，即心欲苦、肺欲辛、肝欲酸、脾欲甘、肾欲咸，相应性味的食物与脏腑具有促进与维和的功效。《黄帝内经》还论证了食物不仅可以充饥，同时也具有辅助治疗疾病的功效，这是药膳运用的基础理论。

五味合于五脏，也必然有发生损伤、损害的可能。《素问·五脏生成》论述了五味之所伤："多食咸，则脉凝泣而变色"（伤心）；"多食苦，则皮槁而毛拔"（伤肺）；"多食辛，则筋急而爪枯"（伤肝）；"多食酸，则肉胝而唇揭"（伤脾）；"多食甘，则骨痛而发落"（伤肾）。

《素问·脏气法时论》论述了膳食疗法的原则："肝苦急，急食甘以缓之""心苦缓，急食酸以收之""脾苦湿，急食苦以燥之"等，针对五脏价值特性，食疗的原则在于顺应这些特点以施食治："肝欲散，急食辛以散之，用辛补之，酸泻之"等，为药膳的运用确定了选用基料的原则。

这一时期，中医药膳也得到了广泛应用，并受到人们的高度重视。首先，在帝王宫廷重新设置了"食医"的官职，《周礼·天官》明确规定食医的职责是调配帝王的"六饮、六膳、百馐、百酱"，即运用具有保健功效的膳食为帝王调摄健康。这说明药与食结合是当时治病养生的重要流派。

关于药膳的具体运用，先秦时期即有专书论及，《汉书·艺文志》收有《神农食经》，但已失散，后世无从得知内容。但即名"食经"，显然是药膳食疗的专书。至于散见于其他著作中的相关内容，则比比皆是。《诗经》中记载了一些既是食物，又是药物的物品，《山海经》里如"梨，其叶状如获而赤华，可以已疽""猩猩，其状如禺而白耳，伏行人走，食之善走"等记载，说明该时期已对膳食用于防病、改善体质等有了很多实际运用的经验。

《素问·五常政大论》谓："大毒治病，十去其六，常毒治病，十去其七，小毒治病，十去其八，无毒治病，十去其九。谷肉果菜，食养尽之，无使过之，伤其正也"。这强调了疾病的治疗必须药食结合，特别是预后康复，更需要药食结合以调理。长沙马王堆出土的医书公认是先秦医学实践的记载，其中涉及大量药食结合的药膳方。

尽管这一时期流传下来的文献极少，但从《黄帝内经》与长沙马王堆出土医书来看，药膳在春秋战国时期已被应用得相当普遍，只是在汉代以后，中药方剂的运用才取代药膳而成主要治疗疾病的手段。

三、药膳的发展——汉代至清代

从汉唐直至明清时期，药膳处于不间断而又缓慢的发展期。中医药学在汉代得到了较大发展，汉代张仲景撰《伤寒杂病论》，确立了临床运用中药方剂辩证治疗疾病的典范，是疾病的治疗由药食结合变为中药方剂为主，但药膳始终作为中医药学的部分在缓慢地发展。

《伤寒杂病论》被称为"方书之祖"，其中很多方剂的使用仍然是药食相配，也可称为药膳。如白虎汤用粳米，百合鸡子黄汤用鸡蛋，黄芪建中汤用饴糖，猪膏发煎，瓜蒌薤白白酒汤等，都是药食同用的范例。

在药膳发展中做出重大贡献的是唐代孙思邈机所著的《千金要方》《千金翼方》。其《千金要方》卷二十六专门论述食养食治，涉及食治原料 162 种，其中果实类 30 种、蔬菜类 63 种、谷米类 24 种、鸟兽类 45 种，奠定了食治原料学的基础。《千金翼方·养老食疗第四》说："扁鹊云：安身之本，必须于食，救疾之道，唯在于药，君父有疾，期先命食以疗之，食疗不愈，然后命药"。食治与药治同样重要，而且推荐首选食疗。显然，孙思邈对食治的推崇，大大推进了药膳的发展。

在宋代的很多综合性文献中，药膳内容得到了保存与推广。大型方书《太平圣惠方》《圣济总录》等收载了大量的药膳方，如"芪婆汤""乏力气方"等名方，并对药膳食疗给予了足够的重视。

金元时期很多著名医学家都十分重视食养食疗。"补土派"的李杲主张补脾胃养元气，"攻下派"的张子和更直接强调食养，说"养生当论食补""精血不足当补之以食"，认为食养与药治处于同等重要的位置。明代中药学巨著《本草纲目》，作者李时珍不仅在药学方面做出了巨大贡献，同时也在药膳学方面做了集历代大成的工作。在谷、菜、果实、介、禽各部收集了大量药膳物品，在其他部类中也记载了大量药物的食治价值，几乎集历代药膳的各种成就，称为药膳食品大全，为药膳的发展和运用提供了极为广博的资料。

四、药膳专著——发展

各种药膳专著更是药膳学发展的标志。孙思邈的弟子孟诜继承和发扬了孙氏食治学思想，汇集药膳名方，撰写《补养方》，后由其门人增补，更名为《食疗本草》，这是现存的药膳学第一部专著。其后，昝殷的《食医心鉴》、杨晔的《膳夫经手录》、陈士良的《食性本草》均为药膳专著，载有唐代以前的各种食疗药膳、养生防病的内容。由此可见，唐代的药膳食疗已经具有相当专科化的程度，在药膳的发展进程中起到了承前启后的作用。

到了宋代，国家对医药文献高度重视，成立了国家的校正医书局，对医药学文献进行了空前规模的整理校勘、注释，药膳学内容也因此，得到了更多更快的发展。陈直撰成《养老奉亲书》，全书分为上下两籍，其中上籍介绍食养食治内容，将药膳食疗放在养老奉亲、防止老年病的首位。全书载方323首，药膳方即占162首。在保存药膳方的同时，他在药膳学中的另外一个重大贡献，是对药膳食疗的养生原理进行了理论上的探索，认为食养在调节人体阴阳及五行相克上具有重要功效。

其后，元代的饮膳太医忽思慧在药膳学方面做出了划时代的贡献。他所著的《饮膳正要》为我国第一部营养学专著，也是集元代以前药膳食疗之大成者。此书收载和创制了不少优秀的药膳方，其中抗衰老药膳方29首，治疗其他疾病的药膳方129首，对药膳的发展起到了极大的推动作用。元代另一养生家贾铭以"慎饮食"为养生要旨，寿至百余岁，明初进《饮食须知》八卷给明太祖，书内选饮食物325种，简述性味宜忌，对食治的推广卓有殊劳。

明代卓有功绩的药膳专著当推《食物本草》，是内容极为丰富的药膳专著。明代食治药膳发展的另一特点是救荒野菜类的著作。发端者为周定王朱橚《救荒本草》，收各种可食植物414种，并附真实图形，注明可食部分。后由徐光启收入《农政全书》，以广其传。其后，王磐撰《野菜谱》，又名《救荒野谱》，收载 60 种可食植物，后由姚可成增辑为 120 种。鲍山撰《野菜博录》3 卷，收 435 种，除附图说明外，还对各种植物的性味进行了解说。

至清代，诸多各具特色的药膳专著相继问世。1691 年，沈李龙编《食物本草会纂》8 卷，载药 220 种，采辑《本草纲目》及有关食疗本草著作，详述药物的性味、主治及附方。《食鉴本草》4 卷为柴裔所撰，刊于 1741 年。1 卷为费伯雄所撰，约刊于 1883 年。成书于 1813 年的《调疾饮食辩》6 卷为章穆所撰。1850 年文晟撰《本草饮食谱》1 卷，载食物分 10 类，共收 200 种。1861 年王士雄撰《随息居饮食谱》，收载了很多药膳方。袁枚的《随园食单》、费伯雄的《食养疗法》亦各有特点。在药膳粥食方面，黄鹄的《粥谱》则可称为药粥方集大成者。

纵观几千年的药膳学发展进程，从药膳食疗的理论奠基，到药膳食物的广泛运用，再到实用理论的不断发展，终使药膳学得以在现代发展为一门相对独立的分支学科。

食物的四性与五味

我国医学早就有"药食同源"之说，许多食物即为药物，它们之间并无绝对的分界线，古代医学家将中药的"四性""五味"理论运用到食物之中，认为每种食物同样具有"四性""五味"。

一、什么是四性？

食物的"四性"又称为四气，即寒、热、温、凉。寒和凉的食物具有清热、泻火、解毒的功效，如在炎热的夏季可选用：菊花茶、绿豆汤、西瓜汤、荷叶粥、苦瓜茶等，可清热解暑、生津止渴等。

热和温的食物具有温中除寒的功效，如严冬季节选用姜、葱、蒜之类食物，以及狗肉、羊肉等，能除寒助阳、健脾和胃、补虚等。食物除"四性"外，尚有性质平和的"平性"食物，如谷类的米、麦及豆类等。

二、什么是五味？

食物的"五味"即辛、甘、酸、苦、咸。食物的性味不同，对人体的功效也有明显的区别。

辛味食物

● 祛风散寒，舒筋活血，行气止痛，如生姜可发汗解表、健胃进食。胡椒可暖肠胃、除寒湿。韭菜可行瘀散滞、温中利气。大葱可发表散寒等。

甘味食物

● 补养身体，缓和痉挛，调和性味。如白糖可助脾、润肺、生津。红糖可活血化瘀。冰糖可化痰止咳。蜂蜜可和脾养胃、清热解毒。大枣可补脾益阴。

酸味食物

● 收敛固涩，增进食欲，健脾开胃。如：米醋可消积解毒；乌梅可生津止渴、敛肺止咳；山楂可健胃消食；木瓜可平肝和胃等。

苦味食物

● 燥湿、清热、泻实。如：苦瓜可清热、解毒明目；杏仁可止咳平喘、润肠通便；枇杷叶可清肺和胃、降气解暑；茶叶可强心、利尿、清神志。

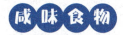

● 软坚散结，滋润潜降。如：食盐可清热解毒、涌吐、凉血；海参可补肾益精，养血润燥；海带可软坚化痰、利水泻热；海蜇可清热润肠。

每种食物都有不同的"性味"，应把"性"和"味"结合起来，才能准确地分析食物的价值。如有些食物，同为温性，却有甘寒、甘凉、甘温之分，如姜、葱、蒜。因此不能将食物的性与味孤立起来，否则食之不当。如莲子，味甘微苦，有健脾、养心、安神功效；苦瓜，性寒，味苦，可清心火，是热性病患者的理想食品。

传统医药理论认为：辛入肺，甘入脾，酸入肝，苦入心，咸入肾。肝病忌辛味，肺病忌苦味，心肾病忌咸味，脾胃病忌甘酸味。因此我们只有对"五味"有了全面的认识，才能在饮食中吃得更合理，更科学，才能获得药食兼用的价值。

药膳调养五脏六腑

在中医里，心、肝、脾、肺、肾这五脏不仅仅是身体器官，更是人体养生的最终"落脚点"。只有五脏精气充盈、气血旺盛了，我们的身体才能健康强壮，面容才能明亮红润。

那么调养五脏，我们要吃些什么食物呢？

心主血脉，是1个阳气非常旺盛的脏器，相当于一国之君。心气旺盛，则面色血润。反之则会出现心胸面痛、心气衰弱等症状。人参具有调整血压、养护心脏的价值，还适用于神经衰弱及身体衰弱等症。服用人参能养心益肾、温中补脾、益气养血、补肾益精、增强免疫力，对体虚欲脱、久病虚羸、心源性休克具有食疗功效。

肝脏是我们身体中最为重要的脏器之一，但我们的生活中有很多不良习惯都危害着肝脏的健康。我们在平时应该学会养肝。

猪肝味甘、性温，入肝经，有补血健脾、养肝明目的价值。黄豆富含蛋白质、钙、锌、铁、磷等营养物质，能有效地预防脂肪肝的形成。"脾胃是健康的根。"中医上讲的脾，实际包括脾脏和胰脏两个脏器，并经常将脾胃当作1个整体。食物要靠脾的运化才能化为精微，从而化生为精、气等滋养五脏六腑。

黄芪具有增强机体免疫的价值，可保肝、利尿、抗衰老、抗应激、降压，且有较广泛的抗菌功效。

肺就像一把大伞，罩在五脏六腑上面，肺气调和则气机通畅，五脏才能正常活动。

冰糖老少皆宜，对肺燥咳嗽、干咳无痰、咳痰带血等症状有一定缓解功效。冰糖的甜味清爽不腻，适合煲制各种滋补食品。

豆腐能宽中益气、调和脾胃、消除胀满，川贝母可润肺止咳、清热化痰、散结消肿。所以，此品具有润肺止咳、清热润燥的价值。

肾主水、藏精，是生命活动的调节中心，肾精决定着机体的生长发育和生殖。

海参煲鸭汤养阴益肾，适用于肾阴亏虚、肝肾不足之腰膝酸软、阳痿遗精、头目昏花、手足心热、失眠多梦等。

因人施膳更相宜

同样是感冒，为什么有些人一天就好，有些人迟迟未见好转？同样是喝杯冷饮，为什么有些人喝得很欢快，有些人一喝就拉肚子？同样是服药，为什么有些人药到病除，有些人却药物过敏？其实，中医讲究辩证论证，每个人的体质不同，需不同的方法来调养。东南大学附属中大医院中医内科副主任医师张荣春教您如何辨别9种中医体质，分类调养各有道。

所谓"亿万苍生，人有9种，1种平和，8种偏颇。"在中医上，人的体质往往被分为9种，分别为平和质、气虚质、阳虚质、阴虚质、痰湿质、湿热质、血瘀质、气郁质和特禀质。平和质指阴阳平和，脏腑气血功能正常，先天禀赋良好，后天调养得当之人，对四时寒暑及地理环境适应能力强，患病少。而另外8种，各有偏颇。

体质特征：劳则气耗，久卧伤气。气的功能长期低下的一种状态才是气虚体质。这类人群往往容易疲乏、气短，性格内向，不喜冒险，活动量稍大就容易出虚汗。易患感冒、内脏下垂、虚劳、中风、遗尿、虚喘、泄泻等病，病后康复缓慢。

调理方法：在运动锻炼方面上重在练气，可选择舒缓的运动，如太极拳、八段锦、五禽戏、静养功、体操、步行等。在饮食调养方面宜选用性平偏温、健脾益气的食物，如大米、小米、南瓜、大枣、豆腐、鸡肉、鸡蛋、鹌鹑（蛋）、牛肉等。尽量少吃或不吃空心菜、槟榔、生萝卜等耗气的食物。另外，不宜多食生冷苦寒、辛辣燥热的食物。

阳虚质

体质特征： 生命之火不够旺盛，火力不足，热量低下。少部分人群属于先天阳虚，大部分则是后天造成的，比如常爱喝冰镇饮料、吹空调、常熬夜等。他们往往手脚发凉，耐受不了寒冷（如冬天的寒冷或冷空调、电扇等），吃或喝凉的东西会不舒服。性格内向，沉静。易患泄泻、自汗、痰饮、呕吐、反胃、呃逆、腹痛、阳痿、滑胎、咳喘、遗尿、水肿等病，感邪易从寒化。

调理方法： 平时尽量避寒就温，在阳光充足的环境下加强体育锻炼。冬季多泡脚。饮食上宜选用甘温补脾阳、温肾阳为主的食物，如羊肉、鸡肉、带鱼、黄鳝、虾、腰果、红茶、生姜等。少食生冷、苦寒、黏腻食物，如田螺、螃蟹、海带、紫菜、芹菜、绿豆、绿茶、冰镇饮料等。

阳虚质

体质特征： 物质缺乏，生命之水不足，津液不足。常感到手脚心发热，面部两颧潮红，眼睛干涩、口干咽燥想喝水、皮肤干燥，容易便秘。这类人群往往性情急躁，外向好动，活泼。易患便秘、咳嗽、血证、消渴等病，感邪易从热化。

调理方法： 养成冷静沉着的习惯，睡好"子午觉"。平时做些中小强度的运动项目，控制出汗量，及时补充水分。饮食上宜选用甘凉滋润的食物，如鸭肉、猪瘦肉、百合、黑芝麻、蜂蜜、荸荠等。少食温燥、辛辣、香浓的食物，如羊肉、韭菜、茴香、辣椒、葵花子、酒、咖啡、浓茶，以及荔枝、龙眼肉、樱桃、大枣等。

痰 湿 质

体质特征： 水液代谢失常，淤堵，垃圾堆积，病根在脾胃。这类人群腹部肥满松软，常感到身体沉重不轻松，额部油脂分泌多，上眼睑比别人肿，舌苔厚腻，嘴里有黏黏的感觉。性情偏温和、稳重，多善于忍耐。易患消渴、中风、胸痹、妇人不孕、月经不调、代谢综合征等病。

调理方法： 根据自身情况循序渐进，进行长期的运动锻炼。多吃健脾助运、祛湿化痰的食物，如冬瓜、白萝卜、薏苡仁、赤小豆、荷叶、山楂、生姜、荠菜、紫菜、海带、鲫鱼、鲤鱼、鲈鱼、文蛤。少食肥、甜、油、黏（腻）的食物。

湿 热 质

体质特征： 湿与热，内蒸外发。面部或鼻部常有油腻感，易生湿疹或疮疖，感到口苦或嘴里有异味。舌质偏红，苔黄腻，大便黏滞不爽、有解不尽的感觉。容易心烦急躁。易患消渴、中风、汗证、疮疖、湿疹、黄疸、血证等病。

调理方法： 稳定情绪，避免烦恼。平时多进行中长跑、游泳、爬山、各种球类、武术等运动。饮食上选用甘寒或苦寒的清利化湿食物，如绿豆（芽）、绿豆糕、绿茶、芹菜、黄瓜、苦瓜、西瓜、冬瓜、薏苡仁、赤小豆、马齿苋、藕等。少食羊肉、动物内脏等肥厚油腻之品，以及韭菜、生姜、辣椒和火锅、烹炸、烧烤等辛温食物。

血 瘀 质

体质特征： 皮肤常在不知不觉中出现乌青或青紫瘀斑。面色晦暗，容易出现暗斑、面部钞票纹。口唇颜色偏暗，舌质暗，有瘀斑。这类人群易烦躁，健忘。易患痛经、周围血管疾病、心脑血管疾病、阿尔茨海默病等。

　　调理方法：多做有利于心脏血脉的活动，如各种舞蹈、步行健身法、徒手健身操等。饮食上选用调畅气血的食物，如生山楂、醋、玫瑰花、桃仁（花）、黑豆、油菜等。少食收涩、寒凉、冰冻之物，如乌梅、柿子、石榴、苦瓜、花生米，以及高脂肪、高胆固醇、油腻食物。可少量饮用葡萄酒、糯米甜酒，有助于促进血液运行，但高血压和冠心病等患者不宜饮用。女性月经期间慎用活血类食物。

气郁质

　　体质特征：常感到闷闷不乐、情绪低落。容易精神紧张、焦虑不安。情感脆弱，多愁善感。容易受到害怕或惊吓。无缘无故的叹气，面貌忧郁。易患郁证、脏躁、百合病、梅核气。易出现增生、结节、肌瘤、息肉、肿瘤。易发生月经不调、内分泌紊乱等。

　　调理方法：多参加集体活动、文娱活动，培养开朗豁达的性格。多进行体育锻炼或旅游活动。平时尽量笑起来、唱起来、动起来、慢下来。饮食上选用理气解郁的食物，如黄花菜、菊花、玫瑰花、茉莉花、大麦、金橘、柑橘、柚子等。少食收敛酸涩的食物，如石榴、乌梅、青梅、杨梅、草莓、杨桃、酸枣、李子、柠檬、南瓜、泡菜等。

特禀质

　　体质特征：易过敏，过敏体质者常见哮喘、风团、咽痒、鼻塞、喷嚏等。先天失常者患遗传性疾病者，有垂直遗传、先天性、家族性特征，如血友病。

　　调理方法：过敏体质的人可进行针对性治疗，遗传性疾病应积极治疗。饮食上讲究均衡、粗细搭配适当、荤素配伍合理。宜多食益气固表的食物，尽量少食辛辣、腥发食物，不食含致敏物质的食品。

中医药膳学发展历程

　　膳发源于我国传统的饮食和中医食疗文化，药膳是在中医学、烹饪学和食材营养学理论指导下，严格按药膳食材，将中药与某些具有药用价值的食物相配，采用我国独特的烹调技术和现代科学方法做法而成的具有一定色、香、味、形的美味食品。简言之，药膳即药材与食材相配而做成的美食。它是中国传统的医学知识与烹调经验相结合的产物。它"寓医于食"，既将药物作为食物，又将食物赋以药用，药借食力，食助药威，二者相辅相成，相得益彰；既具有较高的营养价值，又可防病治病、强身、延年益寿。

按形态分类

（一）流体类

1. 汁类：由新鲜并含有丰富汁液的植物果实、茎、叶和块根，经捣烂、压榨后所得到的汁液。制作时常用鲜品。

> 如：热病后烦渴——西瓜汁、雪梨汁
>
> 　　噎膈饮食难——气阴两虚——五汁饮
>
> 　　血热出血——鲜荷叶汁

2. 饮类：将作为药膳原料的药物或食物经粉碎加工制成粗末，以沸水冲泡可温浸即可。这种做法的特点是不用煎煮，省时方便，有时可加入茶叶一起冲泡而制成茶饮。

> 如：急性肠胃病——姜茶饮
>
> 　　内寒感冒——姜糖饮

3. 汤类：将要做成药膳的药物或食物经过一定的炮制加工，放入锅内，加清水用小火煎煮，取汁而成。这是药膳应用中最广泛的一种剂型。食用汤液多是一煎而成，所煮的食料亦可食用。

> 如：神经衰弱、病后体虚——葱枣汤
>
> 肾虚腰痛疼痛、骨软——地黄田鸡汤
>
> 消化道出血——双荷汤

4. 酒类：将药物加入一定量的白酒，经过一定时间的浸泡而成。

> 如：风湿病——虎骨酒
>
> 补肾助阳——鹿茸酒

5. 羹类：以肉、蛋、奶或海产品等为主要原料，加入药材制成的较为稠厚的汤液。

> 如：补肾益气、散寒止痛——羊肉羹
>
> 壮元阳、强筋骨——什锦鹿茸羹

（二）半流体类

1. 膏类：亦称"膏滋"。将药材和食物加水一同煎煮，去渣，浓缩后加糖或炼蜜制成的半流体状的稠膏。具有滋补、润燥之功，适用于久病体虚、病后调养、养生者长期调制服用。

> 如：补髓添精——羊肉膏
>
> 须发早白或脱发——乌发蜜膏

2. 粥类：是以大米、小米、秫米、大麦、小麦等富于淀粉性的粮食，加入一些具有和医疗功效的食物或药物，再加入水一同煮熬而成半液体的食品。中医历来就有"糜粥自养"之说，故尤其适用于年老体弱、病后、产后等脾胃虚弱之人。

如：清肝热、降血压——芹菜粥

健脾、开胃、止泻——鲜藕粥

3. 糊类：由富含淀粉的食料细粉，或配以可药食两用的药材，经炒、炙、蒸、煮等处理，水解加工后制成的干燥品。内含糊精和糖类成分较多，开水冲调成糊状即可食用。

如：补肾乌发——黑芝麻糊

润肺止咳——杏仁粉

（三）固体类

1. 饭食类：是以稻米、糯米、小麦面粉等为基本食材，加入具有补益且性味平和的药物制成的米饭和面食类食品。分为米饭、糕、卷、饼等种类。

如：益脾胃、涩精气——山药茯苓包子

健脾利湿——芸豆卷

益气养血——参枣米饭

2. 糖果类：以糖为原料，加入药粉或药汁，兑水熬制成固态或半固态的食品。

如：健脾和胃、祛痰止咳——姜汁糖

清热、润肺、化痰——柿霜糖

3. 粉散类：是将作为药膳的中药细粉加入米粉或面粉之中，用温水冲开即可食用。

如：补中益气——糯米粉

醒脾和胃、理气止呕——砂仁藕粉

按烹饪方法分类

1. 炖类：此类药膳是将药物和食物同时下锅，加水适量置于大火上，烧沸去浮沫，再置小火上炖烂而制成的。

2. 焖类：此类药膳是将药物和食物同时放入锅内，加适量的调味品和汤汁，盖紧锅盖，用小火焖熟的。

3. 煨类：此类药膳是将药物与食物置于小火上或余热的柴草灰内，煨制而成。

4. 蒸类：此类药膳是将药膳原料和调料拌好，装入碗中，置蒸笼内，用蒸气蒸熟的。

5. 煮类：此类药膳是将药物与食物放入锅内，加入水和调料，置于大火上烧沸，再用小火煮熟的。

6. 熬类：此类药膳是将药物与食物倒入锅内，加入水和调料，置于大火上烧沸，再用小火烧至汁稠，味浓、粑烂的。

7. 炒类：此类药膳是先用大火将油锅烧熟，再下油，然后下药膳原料炒熟的。

8. 熘类：这是与炒相似方法制成的药膳，主要区别是需放淀粉勾芡。

9. 卤类：此类药膳是将药膳原料加工后，放入卤汁中，用中火逐步加热烹制，使其渗透卤汁而制成的。

10. 烧类：此类药膳是将食物经煸、煎等方法处理后，再调味、调色，然后加入药物，汤汁，用大火烧滚，小火焖至卤汁稠浓而制成的。

11. 炸类：此类药膳是将药膳原料放入油锅中炸熟的。

按滋补形式分类

1. 平补：指用甘平和缓的补益方药治疗体虚久病、病势发展较慢者，是一种缓补法。

2. 清补：清补是专指夏天的补养，主指选用具有一定驱暑生津功效的饮食，以补充人体的消耗。

3. 温补：用温性补益药治疗虚寒证的方法。

4. 峻补：用强力补益药治疗气血大虚或阴阳暴脱的方法。因极度虚弱和危重证候时非大剂峻猛补药不足以挽救垂危，故此命名。

药膳的做法工艺

中医药膳是在中医学理论指导下，将不同药物与食物进行合理组方配伍，采用传统和现代科学技术加工做法，具有独特的色、香、味、形、效，且有、防病、治病等功效的特殊膳食。我们可以依据药膳的价值、特点分为解表类、清热类、消食解酒类等，也可根据形态分为菜肴类、粥食类、饮料类等。

配伍禁忌

药膳须遵循平衡阴阳、调理脏腑、扶正祛邪等原则。除了中药学中强调的"十八反""十九畏"等原则之外，还有一些传统的药膳禁忌，如猪肉反乌梅、桔梗，羊肉忌南瓜，鸡蛋、螃蟹忌柿、荆芥，蜂蜜忌葱等。再如，胡萝卜、黄瓜等含分解维生素C的成分，不宜与白萝卜、旱芹等富含维生素C的食物配伍。牛奶等含钙量高的食物不宜与菠菜、紫草等含草酸多的食物配伍等。

注意事项

药膳制作之前要先对原料进行炮制，通过净选、浸润、漂制、切制、炒制等方法，以除去杂质和异物，矫味矫臭，增强价值，减轻毒性等。药膳的制作，既注意疗效又讲究色香味形，选材严谨，隐药于食。

药膳的品类繁多。根据不同的方法可以做出不同的药膳，可分为热菜类、凉菜类、饮料类、面点类和药酒类。

热菜类是药膳中应用最多的品种，其做法主要有炖、蒸、煨、煮、熬、炒、爆、熘、炸、烧、烩、扒、卤、拔丝等。

药膳凉菜是药膳菜肴的一种。药膳凉菜可佐餐，也可单独食用，是药膳的重要组成部分。通常，我们将药膳凉菜的制作方法按拌菜、卤菜、泡菜及其他类进行划分。把食物与药物严格配方，使用特殊的烹饪方法，将两者共同加工成为具有色、香、味、形，可以防病、治病、强身健体的保健美味菜肴。

药膳饮料包括药酒、品饮料、药茶等。药酒是以白酒、黄酒为基料，浸泡或煎煮相应的药物，滤去渣后所获得的饮料。做法有冷浸法、热浸法、煎煮法、酿造法等不同工艺。饮料是以药物、水、糖为原料，用浸泡、煎煮、蒸馏等方法提取药液，再经沉淀、过滤、澄清，加入冰糖、蜂蜜等兑制而成，特点是能生津养阴，润燥止渴。药茶是将药物与茶叶相配，置于杯内，冲以沸水，盖闷15分钟左右即可饮用，特点是清香醒神，养阴润燥，生津止渴。

药膳面点是将药物加入面点中制成。这类食品可作主食，也可作点心类零食。多是将药物制成粉末，或将药物提取液与面点共同和揉，按面点做法加工而成。主要有包类、饺类、糕类、团类、卷类、饼类、酥类、条类等。

药膳食材的准备与保存

药膳可以放进冰箱冷冻，一般冷冻食物可分为三类：新鲜冷冻的食材如蔬果与生肉；由食品制造商加工处理的冷冻食物；通过冷冻方式延长储藏期的熟食包括剩菜或是便当盒饭等食物。受访专家从不同角度探讨冷冻食物的营养价值及分享正确的常见食物冷冻法，让食物保鲜，也能让大众吃得健康安全。

食物冷冻可保存营养

冷冻食物一般可保留其中的维生素和矿物质，而碳水化合物、蛋白质和脂肪含量也无变化。在某些情况下，冷冻食物所含的维生素和矿物质还可能比新鲜食材更多，因为新鲜食材的维生素和矿物质会随着时间流逝，而食物经过冷冻则可以保存其营养素。

冷冻可抑制细菌滋生，食物中的酵素可以延长食品的安全保存期。冷冻可在不需添加防腐剂的情况下保存食品中大部分原有的风味和营养价值，所以食物只要是经过正确的冷冻法，并且是适合作冷冻处理的食物，其中的营养价值还是会获得保存。对于现代人，尤其是在特殊时期，讲究饮食便利，冷冻食物可以满足这方面的需求。

不过，常见的冷冻加工食品中的钠与脂肪含量往往偏高，因此，患有慢性病的人应该避免大量食用冷冻加工食品。

高水分食物不宜冷冻

有时候，冷冻蔬菜可能比非时令的蔬菜更有营养，但不是所有的食物都适宜冷冻收藏。一些含水量高的食物,如西瓜和沙拉蔬菜在解冻后会变得湿软，这类食材不宜冷冻。水分含量高的食物如生菜冷冻后会在食物内部形成冰晶，从而破坏食物的结构。这些食物在解冻时，可能会变成软糊状。

以下食物不建议冷冻

带壳鸡蛋不易冷冻。宜将蛋黄和蛋清在冷冻前先搅拌在一起再放入容器内冷冻。此外，要注意半熟的鸡蛋和未煮熟的鸡肉也不应冷冻，因为它们没有完全煮熟，含有害细菌的风险较高。

富含水分的食材，如叶类蔬菜、菇类或质软的水果类如西瓜，经冷冻处理会破坏食物结构，导致营养流失，也会使纤维组织变得湿软，影响口感。

草莓、沙拉与鲜鱼等天然食物本身有一定含量可让食物腐坏的微生物，在冷冻时未经过杀菌处理，会缩短储藏期。

除此之外，冷冻的方法也很关键。一般建议的有效且安全方式是速冻法。如速冻食品加工是迅速将食品内部的温度降至零下 18 摄氏度以下，可抑制微生物滋生。这类速冻食物可以很好地保存食品的营养价值和安全品质。此外，冷冻后的包装如真空包装，可进一步延长冷冻期限。

含挥发油的中药煎煮后不宜冷冻储存

平日喜爱用中草药入馔及烹煮药膳汤，想要将过剩的中药材或是多余的药膳汤储存的人要注意了。

虽说新鲜的中药如人参，可放在冰冻格内冷冻收藏，保持干燥，避免潮湿发霉，并不会影响药效与营养价值，但不是所有的中药都适合冷冻，因为中药的药性有寒热温凉之分，冰冻会影响及改变药性。

一些具有挥发油的中药如薄荷、藿香、佩兰、菊花、金银花等还没煎煮时可放在冷藏（约 4 摄氏度）或蔬菜格（约 10 摄氏度）内储存，只要保持干燥就不会影响药效与营养价值。这类中药在煎煮后并不适合冷冻储存，须当天服完且煎煮时间要短，若再次加热会流失更多的挥发油及其药性。

另外，一些中药厂为了保存特定中药材的药效及营养，有制作药膳的专门技术，须重复冷压、杀菌、冰冻和包装冷藏。因此，储存这类药材可根据厂商包装上的指示。

烹调药膳的注意事项

目前我国常用的中药材有 5000 多种，可供制作药膳的有 500 种左右，其中安全无副作用、不用炮制且味道可口的有 60 种左右。药物和药膳有什么区别？药物是祛病救疾的，见效快，重在治病。药膳多用以养身防病，见效慢，重在养与防。根据中医的辨证施治方法，药膳食用也要对症，只有因证用膳、因人用膳、因时而异、因地而异，才能发挥药膳的功效。

可供制作药膳的中药材主要有：为寒凉属性，具有清热、泻火、解毒、滋阴、生津功效的沙参、天冬、麦冬、白芍、石斛、决明子、珍珠粉等；为温热属性，具有祛寒、助阳、生热、温中、舒筋活络功效的天麻、杜仲、肉桂、丁香、黄芪、花椒、茴香、党参、鹿茸、熟地、何首乌、菟丝子、冬虫夏草、陈皮等。属性平和，具有健脾开胃、补肝益肾等功效的茯苓、枸杞子、山楂、甘草、山药等。

一、药膳讲究与食物的匹配

药膳的应用在辨证的基础上也要讲究食物的属性，因为药膳是以药为主，食物为辅，所配食物应与药物的属性相吻合。

根据"药食同源"的理论，食物和药物一样，都具有四性（四气），即药物的寒、热、温、凉和食物的酸、辛、苦、甘、咸。通常，食物中，属温性热性，能祛寒壮阳的，有韭菜、胡椒、南瓜、大蒜、生姜、芥末、葱白、芫荽、核桃仁、糯羊乳等，属寒性凉性，能清热泻火、滋阴生津的，有栗子、绿豆、萝卜、苦瓜、丝瓜、大麦、茶叶、苦菜、马齿苋、莲藕、食盐、海带等；属平性的，有大白菜、荠菜、大豆、卷心菜、茄子、冬瓜、猪肉、鸽、鲤鱼、鲫鱼、粳米、黄豆、白扁豆、山药、莲子、牛奶、猪肉等。

酸味具有收敛、固涩的功效，如石榴涩肠、止血、止咳，可用于泄痢、下血、脱肛等。乌梅安蛔止痛，用于蛔虫证。

辛味食物一般具有宣发、布散行气、行血的功效，能促进皮肤新陈代谢，还能使主料中的性味直达皮肤，达到美容的效果，包括葱、姜、辣椒、茴香、蒜等。

甘味食物能起到补益、和中、缓急的功效，多用来滋补、强身，以治疗人身五脏、气、血、阴、阳任何一方之虚证，如粳米能补中益气、大枣能健脾和中，饴糖能缓急止痛，用于胃脘腹痛。

咸味食物具有软坚散结、滋阴潜降等功效，如海蜇能软坚化痰，海带、紫菜、海藻能消瘿散结气，食盐改善习惯性便秘。

苦味食物属寒凉，具有清热泻火、燥湿通便等功效，如：苦瓜清热解毒，用于火热实证。莴笋利尿，清热解毒，用于小便不利、热毒证。

涩味与酸味食物功效相近，多用于虚汗、泄泻、痢疾、尿频、精滑等，如高粱、橄榄、乌梅等。

二、如何正确食用药膳

正确食用药膳要注意以下几个方面。

1. 要分清体质类型，做到"辨证施食"

温补药膳适合于阳虚体质。阳虚体质主要表现为体形偏瘦、气虚、阳虚，如畏寒、乏力、易出汗、记忆力差、食欲不振、腰膝酸软、胃寒、腹胀、腹痛、便溏等。

清补药膳适用于体形较胖、阴虚阳亢、肝气旺盛者，此类人群常患有高血压、高血脂、冠心病、糖尿病等，表现为怕热、易兴奋、多汗、易口渴、咽干舌燥、便秘、尿赤、失眠、健忘等。

平补药膳一般人都可食用，对体质较差、阴阳两虚、气血两亏者较适用。

2. 要进补讲究季节，做到"天人相应"

药膳应讲究四季五补。

春天万物复苏，气候转暖，五脏属肝，宜用平补之药，可选用生晒参、西洋参、太子参、党参、枸杞子、黄芪等配膳，来帮助人体正气生发，如黄芪炖子鸡等。

夏季分初夏与长夏。初夏天气已热，气候炎热，宜清补之。五脏属心，可选用藿香、紫苏、莲子、薄荷、绿豆等配膳，以生津消暑，如茯苓绿豆粥等。长夏天气炎热，对消化系统的保护尤为重要，要避免多吃苦寒食物，如冰西瓜、特浓的绿茶等，宜食山药、茯苓、大枣、党参、太子参、炒麦芽、神曲、鸡内金、豆类，最好混合绿豆、红豆、黑豆、白扁豆等豆类，健脾益胃助消化。

秋季天气凉爽，风干物燥，宜滋润，五脏属肺，宜于平补，可选用金银花、麦冬、虫草、百合、银耳、蜂蜜、秋梨等配膳，以润燥平风，如冰糖银耳羹、蜜炙百合等。

冬季气温低，天气寒冷，五脏属肾，宜用温补，可选用板蓝根、山药、当归、大枣、龙眼肉、核桃、板栗、杜仲等配膳，以温阳驱寒，如羊肉当归火锅、杜仲炒腰花等适宜升补。

3. 要正确选用药材，合理搭配食谱

食物的搭配，其属性要与药物一致。药材要选用"正品""真品"，新鲜优质，不能用不适合做药膳，甚至有毒副作用的药物制作药膳。剂量要

根据就餐人数来确定。药膳在养生、康复中有很重要的地位，但药膳不能代替药物疗法。

4. 优选药材，科学烹制

选购药材一定要新鲜优质，凡是变质、发霉的均不能食用。药膳所用的中药材和食物首先要净选，使之清洁干净，无杂质异物，无尘土，无霉变腐烂，还要注意其色、味纯正，外形美观，质量优良。

为保证药膳疗效，还应对药材与食物进行必要的加工处理。有的需切片、切丝、切丁或切段，有的需粉碎为细末，有的则需按中药炮制的要求进行炮制加工，以减其毒性或副作用。

优良的药膳必须讲究烹调技术。一般食用中药以及无不适气味的中药，可与食物一起烹制，若药物较多或有明显不适气味，可用纱布将药物包好，再与食物一起烹制，药性即进入食物或汤里，服食时要将药渣去除。也可先将中药煎煮，滤取药汁、去渣，再在食物烹调过程中加入药汁，减少营养和有效成分的破坏。

5. 适量有恒，有的放矢

"饮食有节"是中医重要的养生保健原则，药膳食疗同样应适量而有节制。短期内不宜进食过多，不可急于求成。应根据自身状况，经常小量服食，持之以恒，久之定能收效。

无病者可适当食用某些保健养生药膳；体质虚弱或患病者还应当用药物治，并配合药膳治疗。而在疾病康复期或某些慢性病患者，用药膳调治可能更为合适。值得注意的是，药膳虽有不少好处，但其针对性和治疗效果远不及药物，只有两者配合应用，相辅相成，才能取得更好的效果。

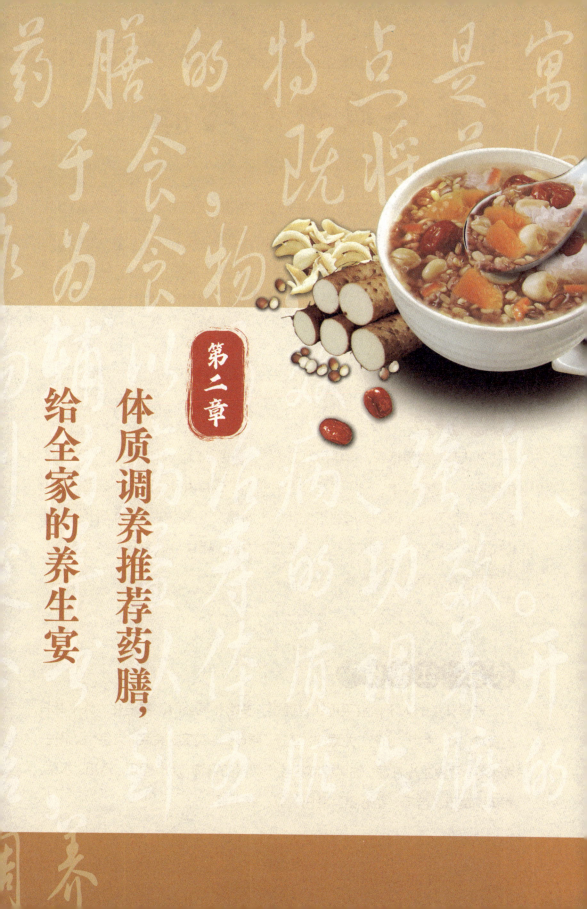

第二章

体质调养推荐药膳，
给全家的养生宴

气虚体质推荐药膳

病症概述

    气虚体质多因先天禀赋不足、长期饮食失调、情志失调、久病、劳累之后，年老体弱引起心、肺、脾、肾功能损伤，因心主血脉，肺主一身之气，肾藏元气，脾胃为"气生化之源"，因此，气虚体质易导致血液运行不畅，体内之气化生不足，机体防御外邪，护卫肌表，避免内脏功能减退的病证发生。

典型症状

    常表现为语声低微，形体消瘦或偏胖，面色苍白，气短懒言，精神不振，体倦乏力，常自汗出，动则尤甚，舌淡红，舌边有齿痕，苔白，脉虚弱，因各种病因而发病，因心肺脾肾气虚部位不同而见不同的症状，发病倾向：易患感冒、气虚眩晕、内脏下垂，平素抵抗力弱，妇女分娩后易患产后虚羸、产后目病等，病后康复缓慢。

饮食"红黑榜"

    气虚体质的人平素宜采用饮食调理，多吃补气益气、易消化、性平味甘的食物，如：大枣、山药、龙眼肉、莲子、薏苡仁、芡实、黄芪、党参、白扁豆、粳米等。忌食生冷性凉、油腻厚味等耗伤脾胃的食物，如：西瓜、香瓜、水梨、香蕉、黄瓜、苦瓜、空心菜、茭白、笋、蚌类等。

炙黄芪粥

食材：炙黄芪 30 克，粳米 50 克，胡桃仁 30 克。

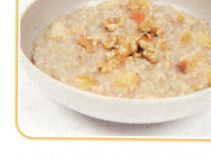

做法：

1. 用清水煎煮炙黄芪，取汁去渣。

2. 用药汁煮米成粥，加入胡桃仁，晨起空腹食之。

营养功效

本药膳益气摄血。

黄芪山药老鸭汤

食材：1～3 年老鸭 1 只，黄芪 50 克，山药 250 克，黑木耳 20 克，盐少量。

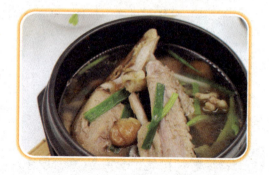

做法：

1. 将老鸭洗净切块，放入开水中焯去血水和多余油脂。

2. 在炖锅中放入适量水、鸭块、黄芪开始炖，大火沸腾后转小火炖煮 30 分钟。

3. 放入山药、黑木耳，继续炖 30 分钟。

4. 出锅前放入少量盐调味即可。

营养功效

黄芪补气，老鸭滋阴，山药健脾益气，木耳滋阴清热。本药膳有气阴双补之功效，适用于气虚乏力、口干少饮、面色无华、自汗盗汗等气阴两虚人群。

羊肉奶药羹

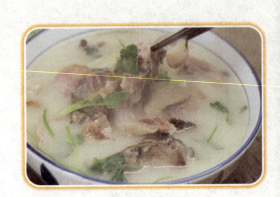

食材：羊肉500克，生姜25克，山药片120克，牛奶、食盐各少许。

做法：

1. 将羊肉、生姜以微火烧8小时。

2. 取羊肉汤1碗，加入去皮鲜山药片。

3. 煮烂后加牛奶半碗、食盐少许，煮沸即可食。

 营养功效

本药膳可奏温中补虚、益精补气之效，适用于病后、产后经常四肢冷、出冷汗、疲倦、气短、口干、烦热、失眠等症。

参芪薏苡仁粥

食材：党参10克，黄芪20克，炒薏苡仁120克，大枣10克，生姜12克。

做法：

1. 将诸药用冷水泡透。

2. 加入薏苡仁，加水适量，用大火烧沸。

3. 加入拍碎之生姜，改用小火煨熬，至薏苡仁熟烂成粥即可。

 营养功效

本药膳补中益气、健脾除湿。

核桃红糖酒

食材：核桃仁 60 克，红糖、白酒各适量。

做法：

1. 将核桃仁切细。

2. 将核桃仁与红糖同放入碗中调匀。

3. 将烫热的白酒倒入盛有核桃仁的碗中。

4. 趁热一次服用。

营养功效

本药膳补肾益精，适用于肾虚腰痛、遗精。

人参莲肉汤

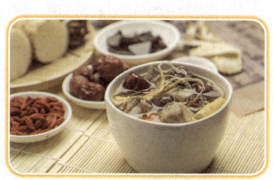

食材：白人参 10 克，莲子 10 枚，冰糖 30 克。

做法：

1. 将白人参、莲子（去芯）放在碗内。

2. 加清水适量发泡。

3. 加入冰糖，再将碗置蒸锅内，隔水蒸炖 1 小时。

营养功效

本药膳补气益脾，适用于病后体虚、气弱、食少、疲倦、自汗、泄泻等症。

阴虚体质推荐药膳

病症概述

　　阴虚内热又称阴虚发热，是指由于体内阴液亏虚、水不制火所致的发热症，中医讲究阴阳平衡，阴是指体内的体液，包括血液、唾液、泪水、精液、内分泌及油脂分泌等。阳则指身体的机能。阴虚体质，就是以体内阴液亏少、易生内热为主要特征的体质状态。中医认为，阴虚体质多因久病伤身、房事频繁、过多食用温热香燥之物等造成的。

典型症状

　　1.阴虚体质的典型表现就是易"上火"，即身体缺水，以致眼干、鼻干、口干、皮肤粗糙、头发干枯等。

　　2.因为"上火"，所以会表现出性情急躁、心烦易怒、情绪易波动等现象。

　　3.容易失眠多梦、头晕眼花、腰膝酸软，小便次多量少、心跳偏快、夜间盗汗、手足心发热、耳鸣等。

饮食"红黑榜"

　　宜多食猪瘦肉、鸭肉、甲鱼、绿豆、冬瓜等甘凉滋润之品，少食羊肉、韭菜、辣椒、葵花子、煎炸烧烤等性温燥烈之品。

参芪鹌鹑汤

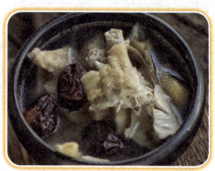

食材： 党参 15 克，黄芪 15 克，大枣 20 克，鹌鹑 1 只，食盐适量。

做法：

1. 将鹌鹑宰杀后去毛，去内脏，党参、黄芪洗净切片。

2. 将党参、黄芪放入鹌鹑肚内，同置碗中。

3. 放入大枣，加清水、食盐适量，隔水炖 2 小时。

4. 挑出党参、黄芪，吃肉喝汤。

营养功效

本药膳补中、益气、固表。

枸杞子炖羊肉

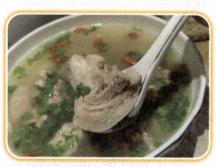

食材： 羊腿肉 500 克，枸杞子 10 克，生姜、大葱、料酒、食盐各适量。

做法：

1. 将羊肉整块入开水锅内煮透，撇净血沫，捞出切成方块。

2. 将大葱切成段，生姜切片，下羊肉，一同煸炒，烹入料酒，炒透。

3. 再将羊肉同姜片一起倒入砂锅内，加入枸杞子、食盐、大葱。

4. 大火烧开，转小火炖至羊肉软烂，吃肉喝汤。

营养功效

本药膳补益气血、阳气，温中散寒。

乌鸡汤

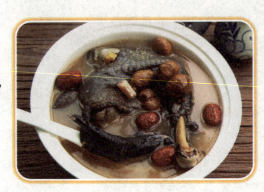

食材：乌鸡1只，龙眼肉10克，莲子10克，大枣10克，食盐适量。

做法：

1. 将乌鸡、大枣洗净。

2. 将龙眼肉去壳，莲子去皮。

3. 将上述4味同放在蒸锅内，加入适量清水。

4. 大火烧开后转小火炖2小时。

5. 临出锅前再放入少许食盐炖15分钟。

营养功效

本药膳生津、滋阴、养血。

银耳五果羹

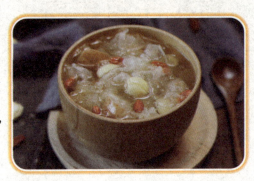

食材：梨1个，香蕉2根，大枣5颗（劈破），龙眼肉15克，枸杞子10克，银耳10克，冰糖适量。

做法：

1. 银耳用温水泡软，与大枣、龙眼肉、枸杞子共同放入砂锅，小火慢煮30分钟。

2. 将带皮生梨和香蕉切块入锅，煨5分钟后，加入适量冰糖，溶化即可。

营养功效

本药膳滋阴养颜，清热化痰，健脾益胃。

葱烧海参

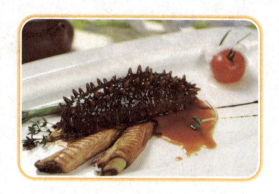

食材： 水发海参 1000 克，油菜 2 棵，葱段 20 克，植物油、酱油、盐、水淀粉、料酒各适量。

做法：

1. 将海参洗净，用沸水焯一下，捞出备用。将锅内植物油烧热，放入葱段制成葱油。

2. 将海参、油菜下锅，加入温水 50 毫升。

3. 加适量酱油、料酒、盐，微火稍炖，将海参、油菜盛入盘中。

4. 水淀粉勾芡，浇入盘中，淋葱油即可。

营养功效

本药膳滋阴补肾。

淮山炖白鹅

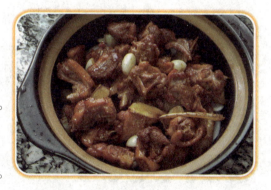

食材： 淮山药 20 克，白鹅肉 200 克，姜片、葱段、盐、植物油各适量。

做法：

1. 将白鹅肉、淮山药洗净，切成块状。

2. 锅内倒入植物油烧至六成热，炒香姜片、葱段，下鹅肉炒至变色，放入淮山药。

3. 加入清水 1000 毫升，用小火炖 1 小时，加盐调味即可。

营养功效

本药膳滋阴清热，润肠通便。

阳虚体质推荐药膳

病症概述

《黄帝内经》早有记载：随着年龄增长，人体阳气经历由不足到充盛，然后逐渐亏损耗竭的过程，男人和女人分别于 40 岁左右及 35 岁左右开始出现肾气、阳气衰减，但如果摄生不当，任何年龄均可出现阳气亏虚的症状。

典型症状

阳虚体质的人往往性格沉静、内向。肌肉不健壮，脸色晦暗缺乏光泽，多有黑眼圈。常常精神不振，想睡觉。

平时怕风怕冷，容易手脚发凉，喜欢热饮，摄入雪糕、冷饮等冰冻饮食时胃部容易感到不适，汗多且气温不高或安静情况下也容易出汗，易脱发，小便量多色清，夜尿频多，大便稀溏。如遭遇不如意的事情容易消沉、抑郁。易出现水肿、腹泻、阳痿、不孕不育等问题。

饮食"红黑榜"

脾肾分别为人体的先、后天之本，人体阳气不足以脾肾阳虚为主，因而阳虚体质人群饮食调护方面当注意温补脾肾阳气，可于膳食中适当增加牛肉、羊肉、鸡肉、鳝鱼、虾等肉类。另一方面，应注意减少寒凉饮食的摄入，比如黄瓜、苦瓜、冬瓜、西瓜、荸荠、梨等生冷瓜果及各种冰棍、雪糕、冷饮。

当归生姜羊肉汤

食材： 当归 20 克，生姜 30 克，羊肉 500 克，
枸杞子、山药各适量。

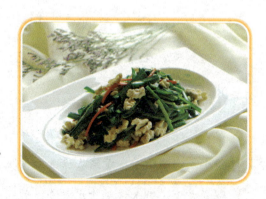

做法：

1. 将当归、生姜清水洗净，切片备用。

2. 将羊肉剔去筋膜，放入开水锅中略烫，除去血水后捞出，切片备用。

3. 将当归、生姜、羊肉、山药、枸杞子放入砂锅中，加清水、料酒、食盐。

4. 旺火烧沸后撇去浮沫，再改用小火炖至羊肉熟烂即成。

营养功效

本药膳为汉代张仲景名方，温中补血，祛寒止痛，特别适合冬日食用。

韭菜炒胡桃仁

食材： 胡桃仁 50 克，韭菜 200 克。

做法：

1. 将胡桃仁开水浸泡去皮，沥干备用。

2. 将韭菜择洗干净，切成寸段备用。

3. 将麻油倒入炒锅，烧至七成熟时，加入胡桃仁，炸至焦黄。

4. 加入韭菜、食盐，翻炒至熟。

营养功效

本药膳有补肾助阳、温暖腰膝的功效，适用于肾阳不足、腰膝冷痛等人群。

淫羊藿巴戟天牛肉汤

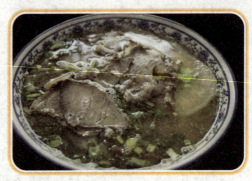

食材： 牛肉约 300 克，淫羊藿 15 ~ 30 克，巴戟天 15 ~ 30 克，生姜、食盐各适量。

做法：

1. 将牛肉剁块、洗净，加入淫羊藿、巴戟天、生姜共同炖煮约 2 小时。

2. 加入适量食盐调味即可。

> **营养功效**
>
> 本药膳具有温阳补肾壮阳的功效，适用于肾阳亏虚、精亏血少、阳气不足的人群。

黄鳝砂仁小米粥

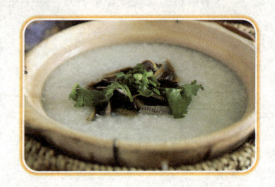

食材： 砂仁 30 克，黄鳝 100 克，小米 200 克，生姜 5 片，食盐、葱花各适量。

做法：

1. 将小米淘洗干净；黄鳝去除头和内脏，洗净切段；生姜切丝备用。

2. 锅置火上，倒入适量清水煮沸，放入小米炖煮约 15 分钟。

3. 放入黄鳝段、姜丝，转用小火熬至粥变黏稠。

4. 加入砂仁、食盐、葱花即可。

> **营养功效**
>
> 本药膳温阳健脾、滋补肝肾，适用于阳气不足、脾胃虚寒等人群。

榴莲鸡煲

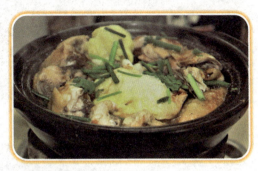

食材：土鸡 1 只，榴莲肉 200 克，纯牛奶 250 毫升，生姜 3 片。

做法：

1. 将土鸡洗净切块后，经水灼捞起备用，将榴莲肉切大块备用。

2. 锅中加入足量清水，放入生姜、鸡块，大火煮开后，转小火炖煮约 30 分钟。

3. 加入榴莲肉继续炖煮约 30 分钟，然后加入纯牛奶拌匀煮开，最后调味即可。

营养功效

本药膳具有强健身体、健脾补气、补肾壮阳等功效。

南瓜山药盅

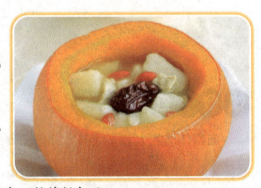

食材：小南瓜 1 个，淮山药 30 克（或可根据南瓜容量大小调整），白砂糖、枸杞子、大枣各适量。

做法：

1. 将淮山药切块煮熟，将南瓜切掉顶部，挖掉瓢备用。

2. 将淮山药放进南瓜内，隔水蒸 30 分钟，然后根据个人口味加糖调味。

3. 加入枸杞子、大枣、清水，用小火炖 1 小时，加盐调味即可。

营养功效

本药膳补脾养胃，生津益肺，补肾涩精。

血瘀体质推荐药膳

病症概述

血瘀体质是指当人体脏腑机能失调时，易出现体内血液运行不畅或内出血不能消散而形成瘀血内阻的体质。

典型症状

面色晦黯，皮肤粗糙呈褐色，色素沉着，或有紫斑，口唇黯淡，舌质青紫或有瘀点，脉细涩。多因七情不畅，寒冷侵袭，年老体虚、久病未愈等而发病，常随瘀血阻滞脏腑经络部位不同而出现不同的症状。

饮食"红黑榜"

血瘀体质的人宜多吃补气补血、养血活血、行气的食物，以促进身体血液循环，例如桑椹、猪肉、羊肉、山楂、醋、红糖、黄酒、葡萄酒等。不宜多吃会影响血液循环的食物，如收涩、寒凉、冰冻的食物。

黑豆粥

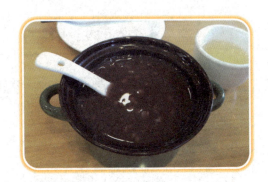

食材：黑豆 25 克，川芎 10 克，粳米 50 克，红糖 20 克。

做法：

1. 将黑豆洗净浸泡 4 小时以上。

2. 把川芎放入锅中，加入适量清水煎煮，滤渣取汁。

3. 把黑豆放入锅中，倒入川芎煎液，加入洗净的粳米。

4. 煮开后，转小火熬煮成粥，调味即可。

营养功效

本药膳可以起到活血化瘀、行气止痛的作用。

乌贼核桃仁汤

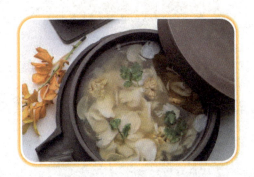

食材：鲜乌贼肉 250 克，核桃仁 15 克，香菜 10 克，料酒、白糖、盐各适量。

做法：

1. 将乌贼肉冲洗干净，切条备用。

2. 将核桃仁洗净去皮，锅内倒入清水 1000 毫升，中火煮沸。

3. 入乌贼肉，加料酒、盐、白糖调味，临出锅前加入香菜即可。

营养功效

本药膳养血调经。

山楂内金粥

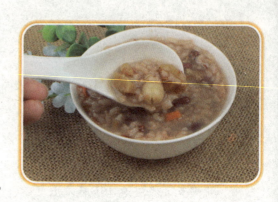

食材： 山楂片 15 克，鸡内金 1 个，粳米 50 克。

做法：

1. 将山楂片加入锅中小火炒至焦黄备用。

2. 鸡内金用温水洗净，烘干研成细末备用。

3. 将粳米淘净，与焦山楂、鸡内金末共入砂锅中。

4. 小火煮粥 30 分钟即可。

营养功效

本药膳化瘀血，行气结。

沙参山楂粥

食材： 沙参 20 克，山药 20 克，莲子 20 克，生山楂 20 克，糖适量，粳米 50 克。

做法：

1. 将山药切成小片备用。

2. 将山药片与莲子、生山楂、沙参一起泡透。

3. 将所有食材一同放进砂锅内，加水煮沸。

4. 再用小火熬成粥。

营养功效

本药膳益气养阴活血，健脾养胃，清心安神。

山楂薏苡仁粥

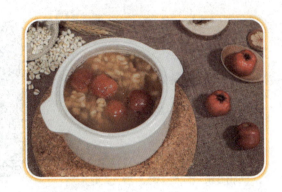

食材： 生山楂 30 克，绿豆 50 克，
薏苡仁 30 克，白米 100 克，
冰糖适量。

做法：

1. 把绿豆、薏苡仁、白米洗净。

2. 将材料放进砂锅内熬煮成粥。

3. 待熟后再加入冰糖，拌匀即可食用。

营养功效

本药膳清热活血，祛湿解暑。

活血祛湿消暑汤

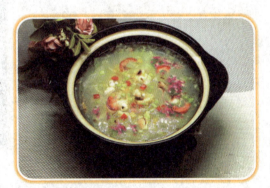

食材： 生山楂、月季花、白扁豆、生
薏苡仁、香菜、佛手各适量。

做法：

1. 把食材洗净。

2. 将食材放进砂锅内煮粥，煮熟即可。

营养功效

本药膳清热活血，祛湿消暑。

冬菇油菜

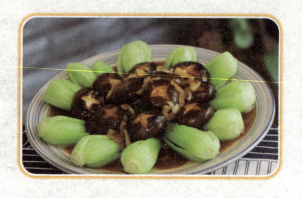

食材：山油菜 400 克，冬菇 200 克，
植物油、盐、味精各适量。

做法：

1. 将油菜洗净，梗、叶分置。

2. 冬菇用温水泡开去蒂。

3. 热锅倒油烧热，先放油菜梗炒至六成熟。

4. 加盐调味，再下油菜叶同炒。

5. 放入冬菇和浸泡冬菇的汤，烧至菜梗软烂，加入味精炒匀即可。

营养功效

本药膳活血化瘀。

韭菜炒木耳

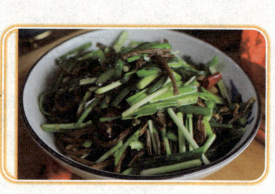

食材：韭菜段 50 克，净水泡发黑木耳
10 克，植物油、姜末各适量。

做法：

1. 锅内倒植物油烧热。

2. 放入韭菜段、黑木耳丝、姜末，炒熟即可。

营养功效

本药膳补脾开胃，散瘀和血。

人参三七鸡

食材：人参 10 克，三七 3 克，鸡肉 300 克，生姜 3 片。

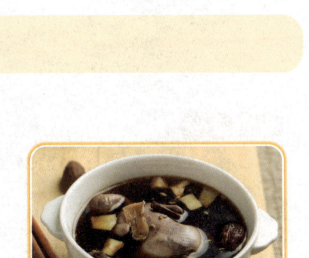

做法：

1. 将鸡肉洗净剁块。

2. 与人参、三七一起放入炖盅，加入适量清水。

3. 隔水炖 2 小时，加食盐调味，服食。

营养功效

本药膳活血化瘀。

当归鸡肉盅

食材：鸡肉 150 克，当归 10 克，食盐适量。

做法：

1. 将鸡肉洗净，切成大块。

2. 将当归洗净，切片。

3. 将鸡肉块与当归装入盅内，酌加清水、食盐。

4. 入笼屉中蒸 1 个半小时，即可食用。

营养功效

本药膳补血养血。

湿热体质推荐药膳

病症概述

　　湿热体质指的是以湿热内蕴为主的体质状态。在日常生活中，我们对于"湿"和"热"的理解一般来自于外界环境带来的感受，例如：梅雨季节气候潮湿，夏季又闷又"热"又"潮湿"。"湿热体质"中的"湿"是存在于人体内的，由于不良的生活饮食等因素，导致人体的脾运化水湿功能失常，所产生的一种病理产物。

典型症状

　　发热、身热不扬，头痛而重、身重而痛，口苦，胸痞，尿黄而短，舌质红，舌苔黄腻，脉濡数。

饮食"红黑榜"

　　忌辛辣、刺激、油腻的食物，如辣椒、胡椒、葱、羊肉等。宜多吃清热利湿的食物，如冬瓜、黄瓜、黄豆芽、赤小豆、薏苡仁、百合、芹菜等。

玉米须泥鳅汤

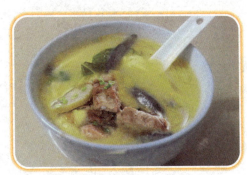

食材：泥鳅、鸡胸脯肉、小排骨、玉米须、葱姜、食盐、麻油各适量。

做法：

1. 将泥鳅洗净，用开水焯一遍，沥干水分。

2. 将排骨切块，放在砂锅的最底层，上面放泥鳅，随后放入葱、姜以及适量的开水。

3. 玉米须用纱布装好，然后扎紧口袋一起放入砂锅中。

4. 小火熬煮到六七成熟，放入鸡胸脯肉丝，烂熟后放入食盐、麻油，起锅服用。

营养功效

　　本药膳除了可以祛湿，还可以治疗泌尿系统感染、高血压以及黄疸肝炎以及糖尿病等。

三豆鲫鱼健脾去湿汤

食材：扁豆、薏苡仁、赤小豆、鲫鱼、枸杞子、葱各适量。

做法：

1. 将所有食材清洗干净。

2. 将食材放入砂锅，加入适量清水，煲3个小时即可。

营养功效

　　本药膳健脾利湿。

土茯苓炖水蛇

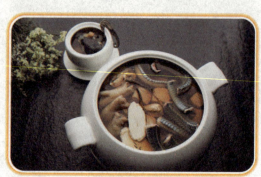

食材：土茯苓、水蛇、食盐、生姜片各
适量。

做法：

1. 将水蛇切段，洗净，飞水备用。

2. 将土茯苓去皮之后切片。

3. 将土茯苓、水蛇以及生姜片一起放入炖锅中。

4. 大火炖煮3小时，起锅之前加入适量的食盐即可。

营养功效

本药膳祛湿除热。

健脾养胃汤

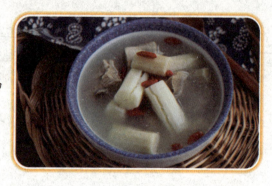

食材：淮山药200克，鲜百合1个，鸡
内金6克，芡实15克，炒薏苡
仁15克，排骨300克。

做法：

1. 将所有食材清洗干净，芡实泡30分钟。

2. 将食材放入砂锅，加入适量清水熬煮。煮熟即可。

营养功效

本药膳健脾祛湿，消滞开胃，尤其适用于食欲不振人群，有强脾胃的功效，
可用于秋冬进补前调理脾胃。

芡实山药煲

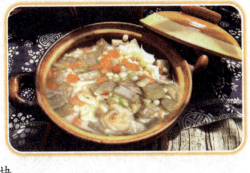

食材：芡实、薏苡仁、南瓜、山药、
椰汁各适量。

做法：

1. 将芡实、薏苡仁洗净，南瓜去皮切块。

2. 将山药去皮切块，与芡实、薏苡仁、南瓜块一起放入煲内。

3. 加入椰汁，煮熟，放一点油即可。

营养功效

本药膳补肺、健脾、益肾。

黑豆芽黄花菜炒瘦肉

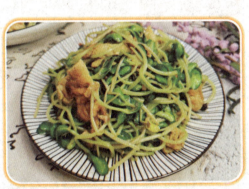

食材：黑豆芽 200 克，黄花菜 100 克，
瘦肉 150 克，姜、葱各适量。

做法：

1. 先把黑豆芽的根摘掉洗干净。

2. 将黄花菜泡发，瘦肉切片后腌制，炒至变色。

3. 热锅加油，放入姜、葱炒香。

4. 加入黑豆芽、黄花菜、瘦肉大火翻炒，加入盐等调味即可。

营养功效

本药膳养血疏肝，利尿消肿，适合人群：肝血不足、肝气失疏、水湿内停人群。常见心情欠畅，喜叹息，脸色萎黄，疲倦困重，大便溏烂，舌淡苔白腻者。黑豆芽除了具有利水的功效之外，还能疏肝理气。黄花菜性平，味甘，能养血平肝，利尿消肿。两者搭配与瘦肉一同翻炒，能养血疏肝，利尿消肿。

气郁体质推荐药膳

病症概述

气郁体质是由于长期情志不畅、气机郁滞而形成的，以性格内向不稳定、忧郁脆弱、敏感多疑为主要表现的体质状态。处于这种体质状态者，多见于中青年，以女性多见，性格多孤僻内向，易多愁善感，气量较狭小。气郁体质者的发病以肝为主，兼及心、胃、大肠、小肠。

典型症状

从舌象上看，气郁的人舌头是淡红的，舌苔很薄，脉弦而细。另外，气郁的人痰多、大便偏干，便溏的情况很少。气郁如果不及时调理，有可能发展为抑郁症。

饮食"红黑榜"

气郁体质者具有气机郁结而不舒畅的潜在倾向，应选用具有理气解郁、调理脾胃的食物，如大麦、荞麦、高粱、刀豆、蘑菇、豆豉、苦瓜、萝卜等。多食具有行气功效的食物：如佛手、橙子、柑皮、韭菜、茴香、大蒜等。应少食收敛酸涩之物，如乌梅、南瓜、泡菜、石榴、酸枣仁、李子、柠檬等，因容易阻滞气机，气滞易血凝。亦不可多食冰冷食品，如雪糕、冰淇淋、冰冻饮料等。睡前避免饮茶、咖啡等提神醒脑的饮品。

珍珠粥

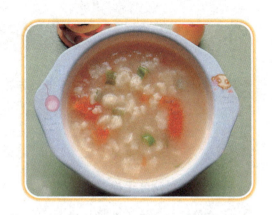

食材：珍珠、稀饭、冰糖各适量。

做法：

1. 将珍珠研磨成粉末。

2. 将珍珠粉粉末加入煮熟的稀饭中煮沸。

3. 再加入适量的冰糖搅拌均匀。

价值

珍珠粥有清热解毒、疏肝理气的功效，可以起到缓解气郁的作用。

核桃炖乌鸡

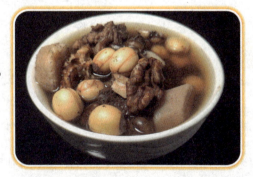

食材：莲子、核桃、乌鸡、山药各适量。

做法：

1. 将所有食材清洗干净，山药去皮。

2. 与炖好的乌鸡一同入锅炖煮。

价值

核桃炖乌鸡具有补肾益气、滋阴润燥的功效，对于气郁体质的人很有帮助。

枸杞子大枣银耳莲子汤

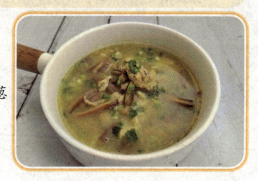

食材：枸杞子、大枣、银耳、莲子、百合各适量。

做法：

1. 将所有食材清洗干净。

2. 将适量的枸杞子、大枣、银耳、莲子一起放入锅中。

3. 加入适量的水煮沸后，煮制 10 分钟即可。

营养功效

　　枸杞子大枣汤具有补血养颜、健脾益气的功效，对缓解气郁体质非常有效。

黄花菜瘦肉汤

食材：猪瘦肉 200 克，干黄花菜 50 克，葱 2 根，油、料酒各适量，盐 3 克，芝麻油 1 茶匙，淀粉 1 汤匙。

做法：

1. 将干黄花菜洗净、泡发、去梗，葱切成段。

2. 将肉切成丝状后加入盐、料酒、淀粉用手抓匀。

3. 锅中加油，烧到六分热时，倒入之前切好的葱翻炒，后倒入黄花菜同葱翻炒。

4. 加入适量的清水，烧开后加肉丝，炖煮 5 分钟。

5. 加入适量芝麻油、盐即可。

营养功效

　　黄花菜又被称为忘忧草、健脑菜，性味甘凉，具有疏肝解郁、健脑安神、抗衰老等功效，适合气郁体质者食用。

橘皮粥

食材：橘皮 50 克，粳米 100 克。

做法：

1. 将橘皮切丝备用。

2. 将粳米淘洗干净。

3. 将粳米放入锅内，加清水，煮粥。

4. 粥将成时加入橘皮丝，再煮 10 分钟即成。

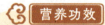 **营养功效**

本药膳理气运脾，用于脘腹胀满、不思饮食者日常调理。

菊花鸡肝汤

食材：银耳 15 克，菊花 10 克，茉莉花 10 克，鸡肝 100 克，料酒、姜汁、食盐各适量。

做法：

1. 将银耳洗净撕成小片，清水浸泡待用。

2. 将菊花、茉莉花用温水洗净，鸡肝洗净切薄片备用。

3. 将水烧沸，加入料酒、姜汁、食盐。

4. 随即下入银耳及鸡肝，烧沸，打去浮沫，待鸡肝熟，调味。

5. 再入菊花、茉莉花烧沸即可。

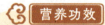 **营养功效**

本药粥疏肝解郁、调神养性，适合长期熬夜、肝火旺盛者服用。

平和体质推荐药膳

病症概述

平和体质是一种以体态适中、面色红润、精力充沛、状态强健壮实为主要特征的体质状态，又称为"平和质"。平和质人群所占比例约为32.75%。平和体质中男性多于女性；而且年龄越大，平和体质的人越少。

典型症状

常表现为面色、肤色润泽，头发稠密，目光有神，鼻色明润，嗅觉通利，味觉正常，唇色红润，精力充沛，不易疲劳。

饮食"红黑榜"

平和体质的饮食调养关键在于膳食平衡，食物多样化，谷类、瓜果、禽肉、蔬菜应当兼顾，不可偏废。其次，酸、苦、甘、辛、咸搭配，饮食口味调和不可偏嗜。另外，过饥、过饱、过生、过冷、过热、饮食不洁均可影响健康，导致疾病发生，长此以往，甚至会改变体质状态。

麦冬阿胶粥

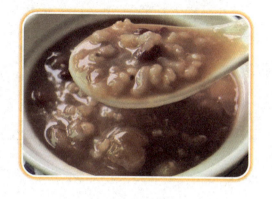

食材： 阿胶 20 克，麦冬 10 克，糯米 80 克，红糖 10 克。

做法：

1. 将阿胶捣碎，备用。

2. 将麦冬洗净，润透切碎，加凉开水捣碎取汁。

3. 砂锅置火上，入水适量，放入糯米熬煮成粥。

4. 加入阿胶、麦冬汁，边煮边搅匀煮至粥稠胶化即可。

5. 加入适量的红糖搅拌均匀。

营养功效

本药膳滋阴补虚，养血润燥，美容养颜。

西红柿土豆排骨汤

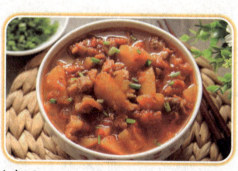

食材： 西红柿 150 克，土豆 250 克，排骨 300 克，生姜少许。

做法：

1. 将西红柿洗净切块，土豆去皮洗净切块备用。

2. 将排骨放入沸水中焯 30 秒后捞出备用。

3. 将土豆、排骨、生姜放入锅内，加适量水煮沸后转小火煮。

4. 待土豆熟至将烂时放入西红柿，煮 15 分钟后调味即可。

营养功效

该汤酸甜可口，具有健脾开胃的功效。老少咸宜。

土豆双红排骨汤

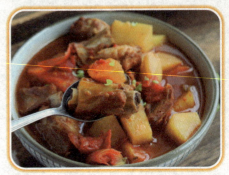

食材：土豆2个（约500克），胡萝卜1根（约350克），西红柿1个（约150克），猪排骨500克，火腿肉50克，白酒适量。

做法：

1. 将猪排骨斩段，焯水去血沫。

2. 将土豆、胡萝卜洗净切块；西红柿剥皮切块；火腿肉洗净，切成粒。

3. 把备好的食材（除西红柿）与2000毫升清水、白酒一起置于砂锅内，用大火煮沸后改用小火熬1小时，加入西红柿块，再煮10分钟，加精盐调味即可。

营养功效

土豆性味甘平，善于健脾和中、解毒消肿。胡萝卜性味甘辛平，长于健脾和中、养肝明目、化痰止咳。西红柿性味酸甘微寒，功善生津止渴，健胃消食。搭配性味甘咸微寒，功擅益肾滋阴、益气养血。

五仁粳米粥

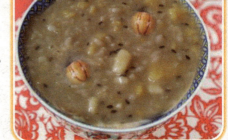

食材：芝麻仁15克，松子仁15克，胡桃仁15克，桃仁15克，甜杏仁15克，粳米200克。

做法：

1. 将上述五仁混合碾碎。

2. 加入粳米共煮成稀粥，可以加糖适量。

营养功效

本药膳适用于气血虚亏引起的习惯性便秘。若妇女产后血虚便秘，可去桃仁。

冬菇笋尖瑶柱海参汤

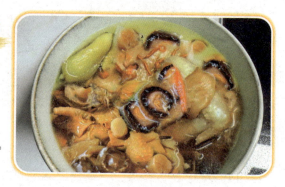

食材： 干冬菇25克，笋尖150克，瑶柱50克，海参5条，鸡骨架1个，生姜、料酒各适量。

做法：

1. 将冬菇洗净，用温水泡发；笋尖切片汆水；海参泡发，洗净切成块状。

2. 将鸡骨架切块后汆水，在瓦煲中加入清水。

3. 将食材全部放入锅中煮开后改小火继续煲1~1.5小时，放入少许料酒调味食用。

营养功效

　　冬菇具有补益肠胃、抗癌的功效，可用于胃肠道炎症、溃疡、癌症等。竹笋味道清鲜，含有大量的纤维素，因此对于防止便秘效果显著。

桃胶滋润汤

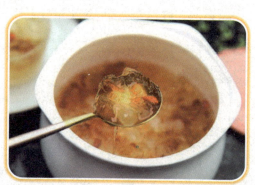

食材： 桃胶5克，玉竹10克，干百合10克，大枣3枚，枸杞子3克，猪瘦肉150克（2~3人份）。

做法：

1. 将桃胶提前4~6小时浸泡发开。其他材料稍微冲洗。

2. 将猪瘦肉洗净飞水、切小块。

3. 将所有食材放入大炖盅，加水至8~9分满，小火炖45~60分钟，加食盐调味。

营养功效

　　桃胶配合养阴滋阴润燥的玉竹、百合、大枣、枸杞子，使得汤水具有养阴润燥的功效，适合冬季皮肤干燥、口鼻咽干、大便秘结等症状者。

特禀体质推荐药膳

病症概述

特禀体质又称特禀型生理缺陷、过敏，是指由于遗传因素和先天因素所造成的特殊状态的体质，主要包括过敏体质、遗传病体质、胎传体质等。特禀体质的人会出现打喷嚏、流清涕等症状，是由于卫气虚损不能抵御外邪所致。中医认为，"肾为先天之本""脾为后天之本"，特禀体质养生以健脾、补肾气为主，以增强体质。

典型症状

有的人经常会无原因的鼻塞、打喷嚏、流鼻涕，容易患哮喘，容易对药物、食物、气味、花粉、季节过敏。有的人皮肤容易起荨麻疹，皮肤常因过敏出现紫红色瘀点、瘀斑。

饮食"红黑榜"

宜食具有益气固表、补益肺脾、调理肺脾等功能的食物，如山药、太子参、糙米、大米、香菇、蔬菜等。坚果类如核桃、杏仁、松子等，水果适合吃鸭梨、石榴、桑椹、葡萄、西红柿。夏季，特禀质人群可适当多吃点大蒜、米醋、生姜、牛奶，这些都有助于提高免疫能力。

黄芪党参淮山鸡汤

食材: 黄芪20克,党参20克,淮山药15克,生姜3片,鸡1只,食盐适量。

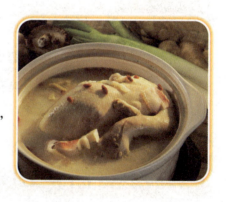

做法:

1. 将药材洗净,鸡焯水。

2. 将以上食材放入锅中,加入清水,大火煮开后转小火熬60分钟,加盐调味即可。

营养功效

本药膳益气健脾养胃。

天冬炖老鸭

食材: 沙参5克,天冬5克,黄精5克,老鸭200克,料酒5毫升,葱3克,姜2克,盐3克,香菇5克,枸杞子适量。

做法:

1. 将老鸭宰杀后去毛及内脏;将香菇洗净,用水发透,切两半。

2. 将天冬、黄精、沙参洗净,切片。姜、葱洗净,姜拍松;葱切段。

3. 将以上食材同放于炖锅内,加入清水、枸杞子,先用大火烧沸,捞去浮沫,用小火炖2小时,调味即成。

营养功效

沙参、天冬为润肺养阴之常用药。黄精补中益气、养阴润肺。老鸭能滋阴养胃、益肾行水、健脾补虚。全方既能滋阴补肺、健脾补肾,又能清热解毒,是清补兼顾之良膳。

益寿鸽蛋汤

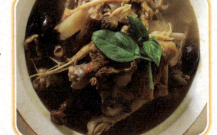

食材：枸杞子5克，龙眼肉5克，制黄精5克，

鸽蛋适量。

做法：

1. 将枸杞子洗净。

2. 将龙眼肉、制黄精洗净切碎。

3. 锅中加水约750毫升，加入上述3味药物同煮。

4. 大火煮沸后改小火继续煮20分钟，再将鸽蛋打入锅内，煮至蛋熟即成。

营养功效

　　枸杞子入肝肾经，可滋阴补血、益精明目。黄精有补脾益肺、养阴润燥的功效。龙眼肉善补心脾、气血。三药相配伍，能大补五脏之阴，润燥生津。鸽蛋为蛋中上品，能补虚强身。此药膳具有滋补肝肾、益阴补血、生津润肺的功效。

西洋参石斛淮山鸡汤

食材：西洋参10克，石斛15克，淮山药15克，

乌鸡1只。

做法：

1. 将药材洗净，鸡焯水。

2. 将全部食材放入锅中，加入清水，大火煮开后转小火熬60分钟，加盐调味即可。

营养功效

本药膳滋阴，健脾，养胃。

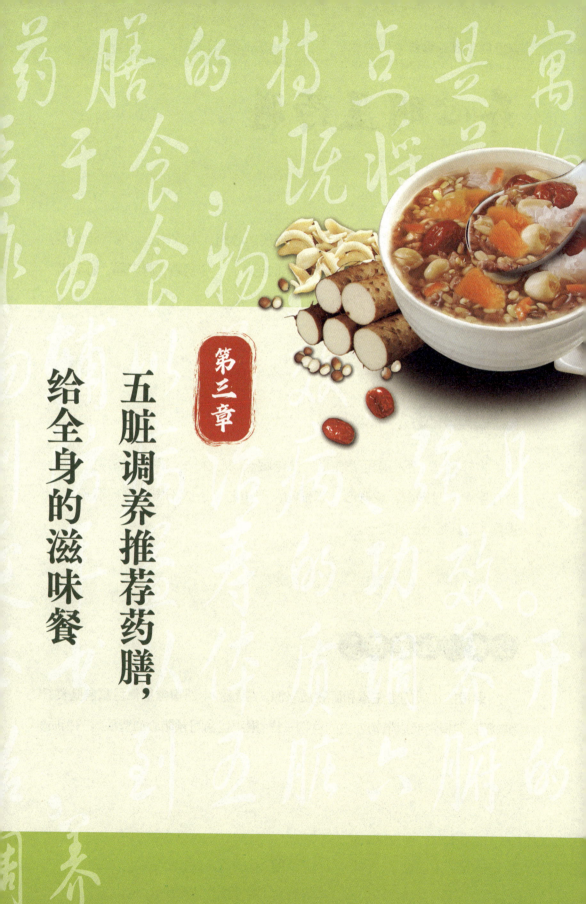

第三章

五脏调养推荐药膳，给全身的滋味餐

养心明星药膳

病症概述

心脏的各种病症多由病邪内侵，或痰迷心窍、水饮凌心，或气滞血瘀，或心气心血不足所致。《素问·脏气法时论》："心病者，胸中痛，胁支满，胁下痛，膺背肩胛间痛，两臂内痛。"

典型症状

发作初期，不影响正常生活，多隐藏于内心深处，平时不易察觉，只是会在空余之时感叹，或开心，或郁闷。严重时，茶饭不思，食寝不安，"相思病"乃其细分病种之一。

饮食"红黑榜"

果蔬是优质的维生素和矿物质来源。果蔬的卡路里含量低且富含膳食纤维。和其他植物或以植物为主的食物一样，果蔬包含可预防心血管疾病的物质。

参附鸡油圆

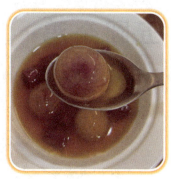

食材：人参 3 克，制附子片 5 克，鸡油 30 克，黑芝麻 30 克，玫瑰蜜 15 克，面粉 15 克，白糖 150 克，糯米粉（其中粳米粉 20%）500 克。

做法：

1. 将人参切片，与制附子片共同微火烘脆，碾成细末；鸡油熬熟，滤渣晾凉。

2. 将面粉炒黄，黑芝麻炒香捣碎。

3. 将玫瑰蜜压成泥状，加入白糖，撒入人参粉和匀，加入鸡油调和。

4. 加炒面粉揉至滋润，切成 400 个小方块。

5. 将糯米粉揉成粉团，包上小方块。水烧沸后下锅，煮至浮上水面后 2 ~ 3 分钟。

营养功效

本药膳补益心脾，适用于心脾气虚而致的气短神疲、心悸自汗等症。

黄精炖猪肉

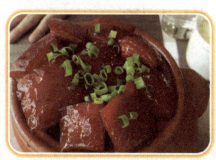

食材：黄精 50 克，五花肉 200 克，葱、姜、料酒、食盐、味精各适量。

做法：

1. 将黄精、五花肉洗净，分别切成 3 厘米长、1.5 厘米宽的小块。

2. 将黄精和猪瘦肉块放入瓦锅（砂锅）内，加水适量，放入葱、生姜、食盐、料酒，隔水炖熟。

营养功效

本药膳有补心阴、润肺燥之功效，适合阴虚体质者，以及心脾虚、阴血不足所致食少、失眠者调养。

五圆全鸡

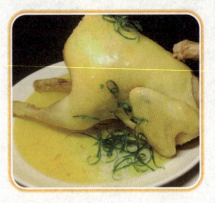

食材：母鸡 1 只，龙眼肉 15 克，荔枝肉 15 克，
乌枣 15 克，莲子肉 15 克，枸杞子 15 克，
冰糖 30 克，精盐、料酒、胡椒粉各适量，
葱 10 克，姜 5 克。

做法：

1. 将净鸡腹部朝上放在碗中，将龙眼肉、荔枝肉、乌枣、莲子肉、枸杞子放在碗周。

2. 加上冰糖、精盐、料酒、葱、姜及清水少许，上笼蒸 2 小时，取出调味，撒上胡椒粉即成。

营养功效

　　本药膳色泽淡红，咸甜适口，肉嫩味鲜，可补血养心、益精明目，适用于心脾气血两虚而致面色苍白、心悸心慌、胸闷气短、失眠多梦或病后、产后体虚者，是这类人群理想的营养滋补佳品。平常人食用更能增加营养，增进食欲。

安心茶

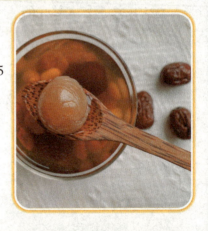

食材：丹参 5 克，山楂 5 克，龙眼肉 5 克，当归 5
克，夜交藤 5 克，柏子仁 5 克。

做法：

1. 将食材洗净，切碎。

2. 将材料放砂锅内煮 20 分钟即可。

营养功效

　　本药膳有安神镇静、活血止痛之功效，适用于治疗心血虚、心血瘀阻之心悸怔忡、头昏目眩、失眠健忘、记忆力下降、胸部刺痛、舌质紫暗、脉象沉涩等症。冠心病等病人宜长期饮用，有治疗或辅助治疗的功效。

护心三仁粥

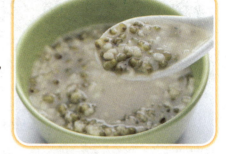

食材：桃仁 10 克，枣仁 10 克，柏子仁 10 克，粳米 100 克，冰糖适量。

做法：

1. 先将桃仁、枣仁、柏子仁打碎入锅内，加水适量煎煮 3 次。

2. 过滤去渣取汁，再放入粳米煮粥。

3. 待粥煮至浓稠时，入冰糖稍煮即可食用，每日 2 次，早、晚空腹服用。

营养功效

　　本药膳有养心安神、活血化瘀、润肠通便之功效，适用于瘀血内阻之胸部憋闷，时或绞痛、心失所养之心悸气短、失眠多梦、阴津亏损之大便干燥、舌质红或瘀点、瘀斑等症。

参苓鸡蛋羹

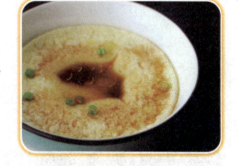

食材：人参 10 克，茯苓 30 克，生姜 3 片，酸枣仁 10 克，鸡蛋 2 只。

做法：

1. 先将人参、生姜切成薄片，茯苓研粉。

2. 锅内放清水，加人参、生姜、酸枣仁水煎 20 分钟后。

3. 滤去药渣留汁，加入茯苓和水适量搅匀，再将鸡蛋打入稍煮一会即可食用。

营养功效

　　本药膳具有安心神、益气血、补虚弱之功效，适用于治疗心血不足、气血虚弱、四肢酸软、神经衰弱、失眠多梦、记忆力下降以及更年期综合症等症。

护肝明星药膳

病症概述

中医认为肝病的治疗是复杂的，病因也是多元的。从中医角度分析，病因主要有湿、热、瘀、郁、风、痰。病机较复杂，除肝脏本身外，还涉及到其他脏腑，如肝病传脾，病久及肾，还有肝与胆，肝与胃的关系等。

典型症状

当疲劳时，容易出血或瘀血，食欲不振，恶心，腿部、足部或脚踝肿胀（水肿），体重减轻，皮肤瘙痒，皮肤和眼睛发黄（黄疸），腹部积液（腹水），皮肤上出现蜘蛛状血管。手掌发红，指甲发白，尤其是拇指和食指。杵状指，即指尖呈张开状且圆于正常形状。女性会出现与更年期无关的少经或绝经。男性会出现性欲丧失、睾丸萎缩或乳房增大（男性乳房发育症），意识模糊、嗜睡或言语不清的症状。

饮食"红黑榜"

肝病患者日常推荐的食材包括玉米、年糕、面条、面包、花生米、山核桃、豆制品、莲子、大枣、青菜、冬瓜、香菇、黄鱼干、墨鱼干、猪瘦肉、猪腰、猪羊肚、鸡鸭肫、鸽肉、鲫鱼。乙肝患者应该严格禁食茶、烟、酒、稀饭、方便面、果奶、饮料、矿泉水等。

猪皮大枣羹

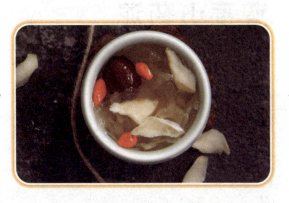

食材：猪皮 500 克，干大枣 100 克。

做法：

1. 将猪皮洗净，切成小块。

2. 与洗净的干大枣一同放入锅中。

3. 加水适量，以小火慢炖，也可加适量冰糖。

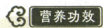 营养功效

　　本药膳适用于肝病日久引起的血虚症候患者。长期食用可治疗血小板减少引起的各种出血病症。

芪枣百合汤

食材：黄芪 15 ~ 30 克，大枣 10 克，

　　　枸杞子 5 克，银耳 30 克。

做法：

1. 将所有食材清洗干净。

2. 取黄芪、大枣、百合一起下锅，炖煮 30 ~ 40 分钟。

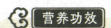 营养功效

　　本药膳适用于气阴两虚，皮肤干燥又乏力、怕冷的肝病患者。黄芪性温热，有补气的价值，大枣是补血补气、健脾胃的佳品，银耳能够滋阴养肺。三者结合，能够缓解乏力、怕冷症状，也能够滋润皮肤。

银菊花粥

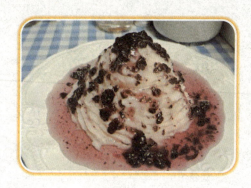

食材：银耳10克，菊花10克，糯米60克，蜂蜜适量。

做法：

1. 将所有食材洗净。

2. 将银耳、菊花、糯米同放入锅内，加水适量煮粥。

3. 粥熟后调入适量蜂蜜服食。

营养功效

　　本药膳适用于肝脏失调，头晕眼花，两目干涩患者，养肝明目，滋阴安神。

蓝莓山药泥

食材：山药500克，蓝莓酱、蜂蜜各适量。

做法：

1. 将山药或马铃薯煮熟，去皮，压泥放上蓝莓酱。

3. 上蒸锅蒸约10分钟。

4. 后浇上蜂蜜，放凉即可。

营养功效

　　本药膳适用于脾胃虚弱，纳差乏力的肝病患者。山药补脾益肾，能够很好地改善脾胃不和的症状。

香菇豆腐糕

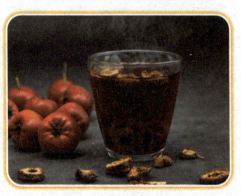

食材：豆腐、香菇、榨菜、酱油、糖、

　　　香油、淀粉各适量。

做法：

1. 将豆腐切成四方小块，中心挖空。

2. 将洗净泡软的香菇剁碎，榨菜剁碎，加入调味料及淀粉拌匀作为馅料。

3. 将馅料酿放入豆腐中心，摆在碟上蒸熟。

4. 淋上香油、酱油即可食用。

营养功效

　　本药膳适合肝病日久，有硬化结节癌变可能的患者。香菇营养丰富，含有多种维生素，可以抗癌，降低胆固醇。

山楂橘皮饮

食材：山楂、橘皮、蜂蜜各适量。

做法：

1. 将所有食材洗净。

2. 将山楂、橘皮加水共煮。

3. 待水凉，用纱布滤渣取汁加蜂蜜调用。

营养功效

　　本药膳适于气滞血瘀、消化不良的肝病患者。

健脾明星药膳

病症概述

脾在五行中属土，在五脏阴阳中属阴中之至阴。脾主运化，统血，升清，输布水谷精微，为"气血生化之源"。脾虚，为中医名词术语。泛指因脾气虚损引起的一系列脾脏生理功能失常的病理现象及病证。包括脾气虚、脾阳虚、中气下陷、脾不统血等症型。

典型症状

大便溏稀，纳少腹胀，腹痛绵绵，喜温喜节按，行寒气怯，四肢不温，面目无华或浮肿，小便短少或白带多而清晰色白，舌苔白滑。许多人虽然从来都不熬夜，睡眠质量也很好，但是眼眶周围却常有黑眼圈，眼袋也越来越大。

饮食"红黑榜"

脾虚的患者可以吃些补脾益气、开胃消食的食品。如粳米、灿米、锅巴（焦锅）、薏苡仁、白术、熟藕、栗子、山药、扁豆、土豆、葡萄、大枣、胡萝卜、马铃薯、香菇等。脾虚患者要少吃性质寒凉的食物，因为容易损伤脾气。如苦瓜、黄瓜、冬瓜、茄子、空心菜、芹菜、苋菜、茭白、莴笋、金针菜、柿子、香蕉、西瓜、绿豆、豆腐、荞麦等。

参苓粥

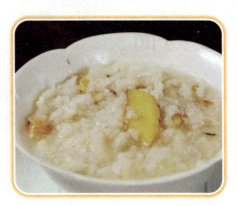

食材：人参3～5克（或党参15～20克），

　　　茯苓15～20克，生姜3～5克，

　　　粳米60克。

做法：

1. 将人参（或党参）、生姜切为薄片。

2. 将茯苓捣碎，浸泡半小时，煎煮30分钟。

3. 取汁后再煎取汁，两汁合并。

4. 将米淘洗干净，与药同煮成粥。

🌀 营养功效

　　本药膳适用于气虚体弱，脾胃不足，倦怠无力，面色发白饮食减少，食欲不振，反胃呕吐，大便稀薄等症。

白术猪肚粥

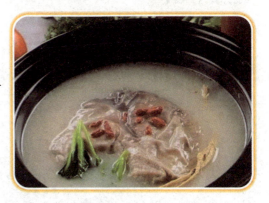

食材：白术30克，槟榔10克，猪肚

　　　1只，生姜少许，粳米60克。

做法：

1. 将猪肚洗净，切成小块。

2. 同白术、槟榔、生姜煎煮，取汁去药渣。

3. 入粳米同煮成粥。猪肚捞出蘸麻油、酱油佐餐。

🌀 营养功效

　　本药膳补中益气，健脾和胃。

山药面

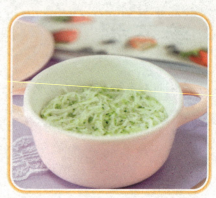

食材：面粉1000克，山药粉150克，鸡蛋1个，生姜5克，黄豆粉100克，食盐、猪油、胡椒粉、葱、味精各适量。

做法：

1. 将面粉、山药粉、黄豆粉放入盆中。

2. 加鸡蛋、水、食盐适量，揉成面团，擀成薄面片，切成面条。

3. 锅内加水适量，放入猪油、葱、生姜，烧开，再将面条下入，煮熟，放入味精、食盐即成。

营养功效

本药膳健脾固肾。

益脾饼

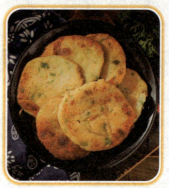

食材：白术30克，干姜6克，大枣250克，鸡内金15克，面粉500克，菜油、食盐各适量。

做法：

1. 将白术、干姜装入纱布袋，扎口，放入锅内。

2. 下大枣，加水适量，先用大火浇沸，后改用小火熬1小时。除去药包及枣核。

3. 枣肉搅拌成泥待用，将鸡内金轧碎成细粉，与面粉、枣泥、适量水合成面团。

4. 将面团分成若干小团，做成薄饼，用小火烙熟即成。

营养功效

本药膳适用于食欲不振、食后胃痛、慢性腹泻、慢性肠胃病等。

沙参淮山花胶汤

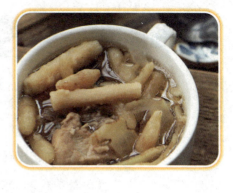

食材：沙参 20 克，淮山药 20 克，花胶 50

克，猪瘦肉 300 克或鸡半只。

做法：

1. 将猪瘦肉或鸡焯水，去净血污。

2. 将花胶浸泡，其他食材洗净。

3. 将肉和所有食材倒进煲内，加入适量沸水。

4. 用大火煮沸，沸腾后转用小火煲 1.5 小时，加入盐调味即可食用。

营养功效

本药膳健脾滋润，去皱纹。

鲈鱼健脾汤

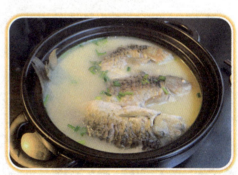

食材：鲈鱼 1 条，白术 20 克，陈皮 5 克。

做法：

1. 将鲈鱼洗净、切块。

2. 将白术、陈皮洗净，和鲈鱼一同放入锅内。

3. 加清水用旺火煮开，沸腾后用小火煲 2 小时，可以放些胡椒粉调味。

营养功效

本药膳补气健脾、和中开胃。《本草经疏》认为鲈鱼"味甘淡气平，与脾胃相宜"，容易消化吸收。搭配白术，达到健脾祛湿、增加食欲的效果。用辛而微温的陈皮，可理气健胃。胡椒粉不仅温中开胃，并助陈皮共去鲈鱼的腥味。

益肺明星药膳

病症概述

"大部分哮喘患者的问题出在肺、脾、肾。"肺为储痰之器，肺气虚，不能管制"痰"，使得体内痰浊内盛。肺是保护人体的"防护门"，肺气弱，身体的防护门关得不严实（表不固），容易受到外邪攻击。

典型症状

胸闷或胸痛、休息或用力时呼吸短促（呼吸困难）、咳嗽、咳出痰液或血液（咯血）以及喘息等可能提示有肺部或气道疾病。更普遍的症状如发热、无力、疲乏或全身感觉不舒服（萎靡）。

饮食"红黑榜"

中医认为，燥为阳邪，易伤津损肺，耗伤肺阴，因此，秋季应注意食疗以润肺，百合、银耳、荸荠、山药、秋梨、芡实、蜂蜜等有滋阴润肺的保健功效，冰糖银耳汤、黄精秋梨汤、雪梨膏、百合莲子汤、芡实山药羹等也有养阴润肺的保健功效，不妨常食。少吃辛味的葱、姜、蒜、韭、椒等辛辣食物，而要多吃一些酸味的水果和蔬菜。

沙参鸭

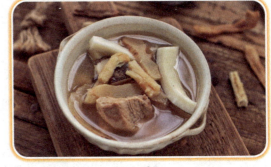

食材：北沙参 30 克，百合 30 克，
鸭肉 150 克。

做法：

1. 将北沙参、百合、鸭肉分别洗净，一同入锅，加水适量。

2. 先用大火烧沸，再用小火炖至鸭肉熟烂，饮汤吃鸭肉。

营养功效

　　本药膳养阴润肺、清热化痰，适用于肺热阴虚所致的咳嗽咯痰，口燥咽干，肺结核咳嗽等。

龙眼参蜜膏

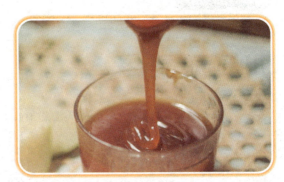

食材：党参 250 克，沙参 125 克，
龙眼肉 120 克，蜂蜜适量。

做法：

1. 将党参、沙参、龙眼肉先以适量水浸泡透发后，加热煎煮。

2. 每 20 分钟取煎液 1 次，加水再煎，共取煎液 3 次。

3. 合并煎液，以小火煎熬浓缩，至稠黏如膏时，加蜜 1 倍，至沸停火，待冷装瓶备用。

营养功效

　　本药膳清肺热，补元气，适用于尘肺患者以及体质虚弱、消瘦、口渴、干咳少痰、乏力疲倦等人。

杏仁豆腐

食材：苦杏仁 150 克，洋菜 9 克，白糖 60 克，奶
油 60 克，糖桂花、菠萝蜜、橘子、冷甜汤或
汽水各适量。

做法：

1. 将苦杏仁放入适量水中，带水磨成杏仁浆。

2. 将锅洗净，放入冰水 150 克，加入洋菜，置火上煮至洋菜溶于水中。

3. 加入白糖拌匀，再加杏仁浆拌透，放入奶油拌匀，烧至微滚，出锅倒入盆中。

4. 冷却后，放入冰箱中冻成块，即为杏仁豆腐。用刀将其划成块，放入盆中，
撒上桂花，放上菠萝蜜、橘子、浇上冷甜汤或汽水，即可食用。

营养功效

　　本药膳利肺祛痰，止咳平喘，适用于尘肺患者及各种咳嗽、气喘的辅助治疗。

川贝酿梨

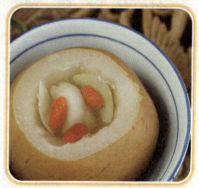

食材：川贝母 12 克，雪梨 1 个，糯米 100 克，
冬瓜条 100 克，冰糖 180 克。

做法：

1. 将雪梨去皮后挖出梨核。

2. 将糯米饭、冬瓜条、冰糖拌匀后和川贝母分别装入雪梨中，盖好蒂把。

3. 放入碗中上笼，沸水蒸约 50 分钟，至梨把烂后即成。

4. 锅内加清水 300 毫升，置大火上烧沸后，放入剩余冰糖，溶化收浓汁。

营养功效

　　本药膳润肺消痰，降火除热，适用于尘肺患者及干咳少痰、身热咯血等症。

西洋参蒸乌鸡

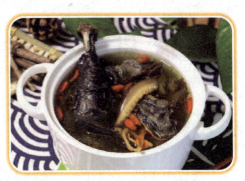

食材：西洋参 20 克，乌骨鸡 1 只，料
酒 10 毫升，葱 10 克，枸杞子 5 克，
生姜 5 克，鸡精 2 克，味精 2 克，
盐 3 克，胡椒粉 3 克，鸡油 35 克。

做法：

1. 将西洋参润透后切片，乌骨鸡洗净，生姜拍松，葱切段。

2. 将西洋参、枸杞子、生姜、葱、料酒、盐、鸡精、胡椒粉、鸡油抹在乌鸡上。

3. 蒸盆内加上汤少许，大火蒸 35 分钟，取出乌骨鸡，除去生姜、葱即可。

营养功效

　　本药膳益气生津，润肺清热，适用于尘肺病伴有肺气肿、气阴两虚型患者，
如喘咳、干渴、乏力等。

胡萝卜炖大枣

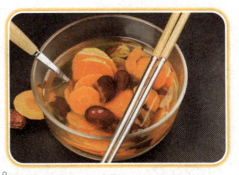

食材：胡萝卜 120 克，大枣 40 克。

做法：

1. 将大枣洗净，浸泡 2 小时。

2. 将胡萝卜洗净，与大枣一并放入砂锅内。

3. 加入清水，煮 1 小时左右，以大枣熟烂为度。

营养功效

　　本药膳具有养阴益气、利气止咳，适用于气阴不足，肺气上逆所致的呛咳、
口干自汗、精神疲乏等症。

补肾明星药膳

病症概述

　　肾位于腰部，左右各一，是人体重要的脏器之一，有"先天之本"之称。肾的主要生理功能是藏精，主生殖与生长发育，主水，主纳气，生髓、主骨，开窍于耳，其华在发。

典型症状

　　夜尿、疲乏、恶心、瘙痒、肌肉抽搐和痉挛、食欲不振、意识模糊、呼吸困难以及身体浮肿（最常见于腿部）。

饮食"红黑榜"

　　推荐以优质蛋白，如动物性蛋白和豆制品为主。其中动物性蛋白推荐白肉类，如鱼肉、鸡肉；红肉如猪肉、牛肉、羊肉等尽量少吃。鸡蛋每天不超过1个，奶类不超过300毫升。

灵芝蜜枣老鸭汤

食材：老鸭1000克，灵芝40克，陈皮5克，

蜜枣（干）8克，姜3克，盐4克。

做法：

1. 将老鸭洗净，沸水焯过待用，灵芝、陈皮、蜜枣洗净；老姜洗净切片备用。

2. 将老鸭、灵芝、陈皮、蜜枣、老姜放入锅中，中火煲3小时，加盐调味即可。

营养功效

灵芝滋补肝肾，阴虚体弱的人可以多喝，蜜枣含有丰富的糖分、维生素E，补肾效果好，对身体有益。消化不良者可以多喝，可助排便。此汤可滋补肝肾、养阴止喘，适合阴虚体弱者饮用。

核桃杜仲炖猪腰

食材：猪腰2个，杜仲30克，核桃仁30克，莲子、

莲藕各适量。

做法：

1. 将猪腰从中间切开，剥去白色筋膜，用清水冲洗干净。

2. 将杜仲、核桃仁、莲子、莲藕分别用清水洗净，与猪腰一同放入砂煲内。

3. 加清水适量，大火煮沸后，改用小火煲2小时，调味服用。

营养功效

杜仲具有补肝肾、强筋骨、安胎、降压等价值；猪腰能补肾精、治腰疼，中年男子食用有益于骨骼与维持性能力。此汤有滋补肝肾、强壮筋骨之功效，适合熬夜后腰酸背痛、四肢乏力、眼圈黑者食用。

黄豆芽炖豆腐

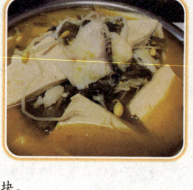

食材：豆腐300克，鱼肉200克，黄豆芽200克，生抽、色拉油各适量。

做法：

1. 将黄豆芽摘去须、根，洗净。

2. 将豆腐切成1.5厘米长、1.2厘米宽、1厘米厚的块。

3. 分别入沸水锅内焯水后捞出；姜切片，葱切花。

4. 锅置于旺火上，倒入色拉油，加入清汤约200毫升。

5. 烧沸后下入豆芽、鱼肉、豆腐、精盐、味精、姜片。

6. 转用小火烧透入味，撒胡椒粉，淋香油，出锅装入汤碗内即可。

营养功效

豆腐和中，生津润燥，与其他食物配伍，有补肾壮阳，养阴益血之功效，为滋补强壮之品，适用于身体虚羸，阳痿遗精，小便频数等症，亦可作为中老年人的滋补膳食。

玉米排骨板栗汤

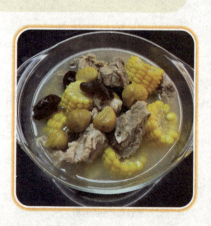

食材：黑木耳100克，玉米、排骨、板栗各适量。

做法：

1. 将所有食材洗净，

2. 将除了木耳以外的食材放在一起煲汤。

3. 快熟时加入木耳，煮熟后放适量盐调味即可。

营养功效

本药膳益气滋阴，补肾，健脾，降低血清胆固醇，尤其适合体弱者吃。

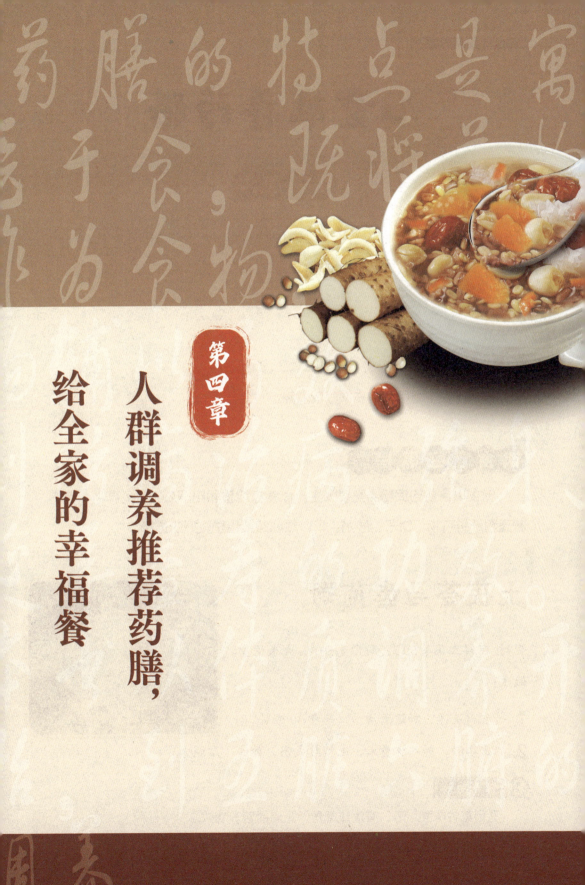

第四章

人群调养推荐药膳，
给全家的幸福餐

儿童推荐药膳

～～～ 小儿腹泻 ～～～

病症概述

　　小儿腹泻多见于 3 岁以内的婴幼儿。究其原因，多为外感风寒、湿热，内伤饮食,加上脾胃虚弱,导致脾胃运化失常,水谷不化,清浊混杂而引起泻下。

典型症状

　　食欲不振、呕吐、体重减轻或发热。

饮食"红黑榜"

　　饮食以含盐的淀粉类熟食为主，以补充能量和电解质，避免高糖、高脂和高粗纤维食物。饼干、酸奶、汤、熟制蔬菜也是较好的选择。

土茯苓马齿苋粥

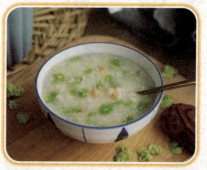

食材: 新鲜土茯苓 50 克,马齿苋 50 克,大米适量。

做法:

1. 将食材洗净，加适量清水，熬煮 30 分钟。

2. 取出药渣，加入少量米，继续熬成粥，加油、盐调味。

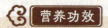 营养功效

　　马齿苋性味酸、寒，有清热解毒、止泻的营养功效。

淮莲芡豆粥

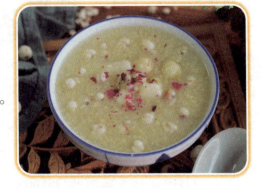

食材： 山药 10 克，莲子 10 克，扁豆 10 克，芡实 10 克，大米 50 克。

做法：

1. 将食材洗净，同放入砂锅中。
2. 加清水适量煲粥，加糖或盐调味，即可食用。

营养功效

本药膳能健脾开胃，利水止泻，适合体弱、消化不良、胃纳欠佳、慢性腹泻者食用。对小儿秋季腹泻有辅助治疗的功效。

藿香正气姜糖水

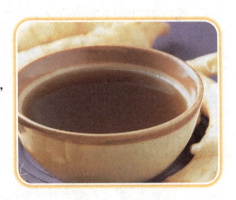

食材： 生姜 20 克，藿香 3 克，紫苏叶 3 克，白芷 5 克，陈皮 5 克，苍术 5 克，大腹皮 5 克，白术 5 克，茯苓 5 克，炙甘草 3 克，大枣 3 枚。

做法：

1. 将生姜洗净，切片备用，其余药材浸泡半小时，煮 15 分钟。
2. 加入洗净切片的生姜和红糖适量，再煮 5 分钟，捞出汤渣即可饮用。

营养功效

藿香、紫苏叶、白芷、生姜可疏风散寒，理气化湿。陈皮、苍术、大腹皮、白术、茯苓、炙甘草和大枣可温燥寒湿，调理气机。此药膳具有疏风散寒、益气解表、健脾和胃、止吐止泻的价值。

～～～ 小儿厌食 ～～～

病症概述

　　小儿厌食症是指小儿（主要是3～6岁）较长期食欲减退或食欲缺乏为主的症状。它仅是一种症状，并非一种独立的疾病。

典型症状

　　呕吐、食欲不振、腹泻、便秘、腹胀、腹痛和便血。

饮食"红黑榜"

　　可以通过吃瘦肉、鸡蛋这一类的食品补充蛋白质，主食可以吃谷物或者根菌类的食物，比如山药、白薯、土豆等。另外，还要补充富含胡萝卜素A的蔬菜，比如南瓜、胡萝卜等。控制零食和甜食的摄入，少喝饮料。

南瓜饭

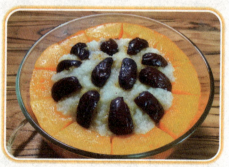

食材：大米50克，大枣6粒，南瓜适量。

做法：

1. 将大米洗净泡软后捞出待用。

2. 南瓜去皮去瓤切小块，大枣去核去皮切小粒。

3. 以上食材放置在电饭锅中煮成米饭，熟后搅拌均匀，即可食用。

营养功效

　　本药膳适用于脾胃不和所致的厌食、营养不良症。

瘦肉米汤粥

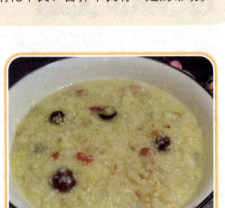

食材：大米 50 克，薏苡仁 30 克，陈皮 1 片，鸡内金 6 克，猪瘦肉 100 克。

做法：

1. 将大米、薏苡仁、陈皮、猪瘦肉洗干净。

2. 将食材放入锅中，加清水 1500 毫升，用大火煮沸，煮至出味。

3. 将鸡内金炒黄焦研成粉末，即可食用。

营养功效

本药膳健脾消食，对缓解小儿厌食症、消化不良、营养不良有一定的帮助。

小麦谷芽鸡肫汤

食材：谷芽、麦芽各 20 克，山楂片 6 片，太子参 6 克，雪梨 1 个，灯心草 3 只，鲜鸡肫 2 个，蜜枣 1 枚。

做法：

1. 将谷芽、麦芽、山楂片清洗干净。

2. 将雪梨去核不去皮，鸡肫处理干净切小块，与蜜枣一同放入锅内。

3. 锅中放入太子参、灯心草，加适量清水煲 1 小时，分次服用。

营养功效

本药膳健脾开胃，助消化，对暑热天小儿食欲不振、消瘦、唇干口渴、便干、心烦不眠尤为适宜。

～～ 小儿遗尿 ～～

病症概述

小儿遗尿症是指 5 岁以上的小儿不能自主控制排尿，经常睡中小便自遗，醒后方觉的一种病证。

典型症状

国际小儿尿控协会和世界卫生组织把遗尿症定义为儿童 5 岁以后，每月至少发生 1 次夜间睡眠中不自主漏尿症状且持续时间超过 3 个月。

饮食"红黑榜"

禁食辛辣、刺激性食物。忌多盐、多糖和生冷食物，多盐多糖皆可引起多饮多尿，生冷之品可损及脾胃功能。

栀子花薏苡仁鸡肝汤

食材：栀子花 5 克，薏苡仁 50 克，雄鸡肝 1 具，料酒、食盐适量。

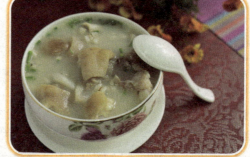

做法：

1. 将鸡肝洗净切块，料酒爆炒去腥。

2. 薏苡仁、栀子花同煮，至薏苡仁软熟，加盐适量调味。吃鸡肝，喝汤。

营养功效

鸡肝具有调肝明目的功效。栀子花清泄肝火。薏苡仁清热利湿。全材具有清热利湿，泻肝止遗的价值。

肉桂黑豆炖羊肾

食材：肉桂 3 克，黑豆 30 克，莲子 10 粒，羊肾 1 对，料酒、葱、姜、盐各适量。

做法：

1. 将羊肾洗净切片，加料酒煸炒去腥。

2. 加入肉桂、黑豆、莲子同炖，至黑豆软熟。

3. 加入葱、姜、盐调味，吃黑豆、莲子和羊肾，喝汤。

营养功效

　　肉桂引火归原。黑豆补肾固摄。莲子清心安神。羊肾温补肾阳。全材具有清心滋肾，安神固脬的价值。

白果羊肉粥

食材：白果（去种皮）10 ～ 15 克，羊肾 1 个，羊肉 50 克，大米 50 克，葱白 3 克。

做法：

1. 将羊肾洗净，去臊腺脂膜，切成小丁。

2. 将葱白洗净，切成小段；羊肉洗净，切块；白果、大米淘净，与其他食材同放入锅内，加水适量熬粥。

营养功效

　　白果性味甘、苦、涩，平，归肺经，有固精缩尿之功。羊肉性味甘、温，入脾、肾经，有温补气血、益肾气、补体虚之效。羊肾味甘，性温，归肾经，可补肾益精。

小儿夜惊

病症概述

儿童夜惊是一种常见的临床疾病，治疗儿童夜惊可用药物疗法，也可用饮食疗法。饮食疗法比药物疗法更安全。

典型症状

病症有突然坐起、手足心热、多汗、口干舌燥、心烦气躁等。

饮食"红黑榜"

可以给孩子吃一些酸味水果，这些水果的性味相对平和，同时又能润燥、养肝。同时，不要让孩子吃过多辛辣的食物，如葱、姜、蒜。

安神润燥汤

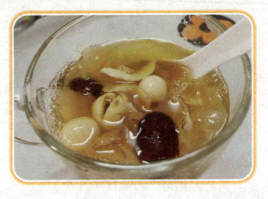

食材：鲜百合10克，去核大枣10克，莲子10克。

做法：

1. 将食材下锅，加约3碗水。

2. 大火烧开后转小火煮至食材烂熟，每日饮用小半碗（100～150毫升），隔日一剂，连服3日。

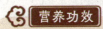 **营养功效**

本药膳滋阴润肺，安神除烦。

甘麦大枣汤

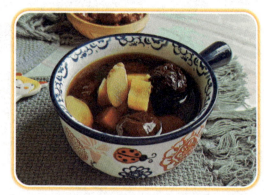

食材：甘草 3 克，小麦 5 克，去核大枣 3 枚。

做法：

1. 将食材下锅，加约 3 碗水。

2. 大火烧开后转小火煮约 40 分钟即可。少量分次服用。

营养功效

　　本药膳养心安神，润燥缓急，益气和中。

山药百合大枣粥

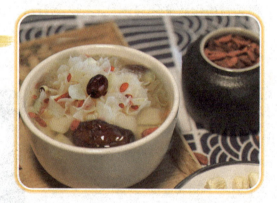

食材：干山药 30 克，百合 10 克，去核大枣 2 枚，炒薏苡仁 10 克，枸杞子 10 克。

做法：

1. 将食材下锅，加约 3 碗水。

2. 大火烧开后转小火至粥水软烂即可。

营养功效

　　本药膳滋阴润肺，养肝润燥，补脾养胃。也适用于消化不良、大便溏稀的症状。

～～～ 小儿多汗 ～～～

病症概述

　　小儿汗证，中医病名。是指不正常出汗的一种病证，即小儿在安静状态下，日常环境中，全身或局部出汗过多，甚至大汗淋漓。

典型症状

　　自汗或盗汗均有，以额部、胸部及四肢汗出为多，汗出肤热，汗臭渍黄，口臭，小便黄，舌质红，舌苔黄厚，多见于体形偏壮，偏好肉食的儿童。

饮食"红黑榜"

　　出汗时有大量的氯化钠随汗液流失，如不及时补充，可引起缺水和缺钠，严重时可引起循环衰竭及痉挛。随汗液排出的还有钾、镁、钙等元素。其中，钾流失最值得注意。

黄芪大枣汤

食材：黄芪15克，大枣、枸杞子各适量。

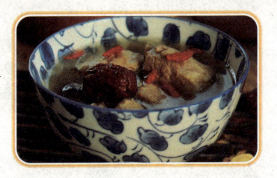

做法：

1. 将所有食材洗净。

2. 将食材放入锅中，加水适量，小火煮1小时以上。

营养功效

本药膳主治气虚表卫不固型小儿汗证。

黄芪羊肉汤

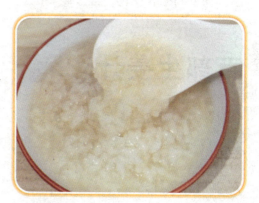

食材：羊肉、黄芪、淮山药、龙眼肉、盐各适量。

做法：

1. 将羊肉用沸水略煮。

2. 捞出后即用冷水泡浸以除膻味。

3. 用砂锅将水煮开。

4. 入羊肉与黄芪、淮山药，加龙眼肉同煮汤。

5. 进食之前加盐调味。

营养功效

　　本药膳有滋养敛汗的功效，主治小儿病后体虚盗汗者，但阴虚太甚者不宜服用。

黄芪粥

食材：黄芪 10 克，粳米 100 克，白砂糖适量。

做法：

1. 将黄芪加水煎成浓汁。

2. 加入粳米，加水煮成稀粥。

3. 用适量白砂糖调服。

营养功效

　　本药膳有健脾固表止汗的功效，主治小儿自汗证。

小儿肺炎

病症概述

肺炎是一种肺部的急性呼吸道感染。引发肺炎的原因有很多，包括空气中的细菌、病毒或真菌。当儿童感染肺炎时，其肺部会充满液体，造成呼吸困难。

典型症状

肺炎是一种肺部感染，最常见的症状包括咳嗽、呼吸困难和发热。肺炎患者通常呼吸急促，或者当他们吸气时，下胸部可能会内收或收缩（健康人吸气时，胸部会扩张）。

饮食"红黑榜"

肺炎患者的日常饮食需要特别注意，要根据患者的年龄特点给予营养丰富、易于消化的食物，宜少量多次。

百部生姜汁

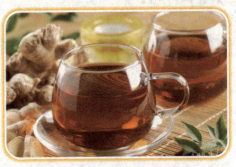

食材：百部10克，杏仁8克，生姜6克。

做法：

1. 将所有食材洗净。

2. 加水煎煮20～30分钟，去渣取汁，调入蜂蜜少许，让孩子分次温服。

 营养功效

本药膳主治风寒袭肺证，用于风寒外袭，肺气壅塞所致之咳嗽，症见咳嗽，咳声重浊，气急咽痒，咳痰稀薄色白，鼻塞流涕，发热，恶寒，无汗等。

花椒雪梨冰糖水

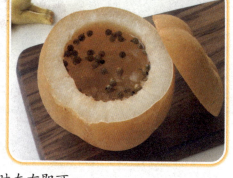

食材：雪梨1个，花椒20颗，冰糖2粒。

做法：

1. 将梨洗净，横断切开挖去中间核。

2. 放入花椒、冰糖。

3. 再把梨对拼好放入碗中，上锅蒸半小时左右即可。

🍲 **营养功效**

本药膳对治疗风寒咳嗽效果比较明显。

黄芪丹参乌鸡汤

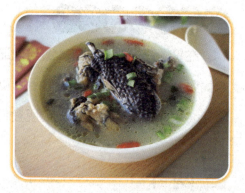

食材：黄芪15克，丹参10克，乌鸡250克，
枸杞子适量。

做法：

1. 将乌鸡洗净切块，焯水。

2. 放入黄芪、丹参、枸杞子，加水1000毫升，煮至500毫升。

3. 汤成后可加入少许食盐调味。

🍲 **营养功效**

　　黄芪甘微温，归脾肺经，可补气升阳，固表止汗，利水消肿，托疮生肌。丹参苦微寒，归心肝经，可活血祛瘀，通经止痛，清心除烦，凉血消痈。乌鸡性平、味甘，归肝肾肺经，可滋阴清热、补肝益肾、健脾止泻。诸药共用，共奏补肝益肾，补气滋阴，活血祛瘀的功效。本药膳适用于肺炎后期，咳嗽不多，有痰，肺部啰音久不吸收。

小儿身材矮小

病症概述

儿童矮小症是指孩子的身高低于同性别、同年龄、同种族儿童的平均身高的两个标准差，或者低于第三百分位数，也就是在同地区、同年龄、同民族、同性别的孩子中随机抽取 100 个，按高矮顺序排列，最矮的 3 个就算矮小了。

典型症状

身材矮小、智力正常、面容幼稚，骨龄落后。

饮食"红黑榜"

在平衡膳食的基础上，适当增加瘦肉、水产品、禽类、蛋类、大豆等富含优质蛋白质的食物。每天食用奶及奶制品等富含钙的食物，同时注意补充富含维生素 D 的食物，少吃油腻食物。

三两半

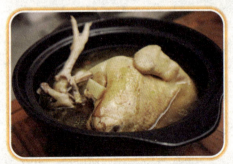

食材：当归 6 克，太子参 15 克，黄芪 30 克，淮牛膝 15 克，土鸡 1 只。

做法：

1. 将当归、太子参、黄芪、淮牛膝煎成药汁。

2. 与土鸡小火慢炖食用。

营养功效

本药膳主要功效是补气益血、强筋健骨，适用于春季儿童生长发育期。

黄芪五味子猪肝汤

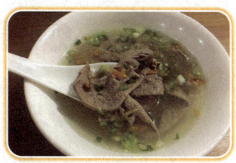

食材：黄芪 15 克，五味子 3 克，猪肝 50 克，猪腿骨（含骨髓）300 克。

做法：

1. 将猪腿骨用清水洗净、打碎，与黄芪、五味子一起放进砂锅内，加适量清水。

2. 先用旺火煮沸后，改为小火煮 1 小时，再过滤去骨渣和药渣。

3. 将猪肝用清水洗净，切成片，之后将猪肝片放进已煮好的猪骨汤内煮熟。

4. 加进调味料调味，待放温后吃猪肝喝汤。

营养功效

　　猪肝中含有丰富蛋白质、钙、磷以及多种维生素，猪腿骨也含有钙、磷、镁、铁、钾等多种无机元素，配以中药黄芪、五味子，帮助孩子更好地成长。

芡实粉粥

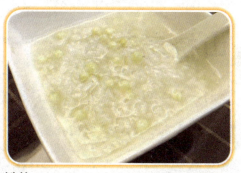

食材：芡实粉 30 克，核桃仁 15 克（打碎），大米适量。

做法：

1. 将芡实粉用凉水打糊，放入滚开水中搅拌。

2. 入核桃仁、大米，煮熟成粥糊，加糖调味。

营养功效

　　儿童常喝此药粥，可促进身体发育。若平时小儿患有遗尿、汗多、虚喘、骨软等症，服用此粥效果更好。

小儿消化不良

病症概述

儿童相比于成年人的消化能力会更弱一些，所以在日常的饮食中就容易出现消化不良的问题，比如吃一些难消化的食物，或者是平时吃得太多，都会引起肠胃不适，进而可能会导致呕吐、恶心、食欲不振等情况。

典型症状

上腹痛、腹胀、胃气胀、嗳气、恶心、呕吐、上腹灼热感等。

饮食"红黑榜"

儿童出现消化不良的情况后，应选择容易消化的食物，如鸡蛋羹、各种蔬菜汤。这些食物能够缓解消化不良的问题。

山楂麦芽粥

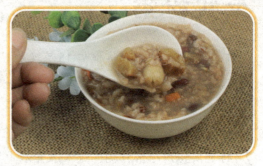

食材：山楂30克，麦芽30克，粳米80克，白糖适量。

做法：

1. 将山楂、麦芽包好放入锅中，加适量水，煎煮30分钟后去掉药渣。

2. 加入粳米煮成稀粥，加适量白糖调味，即可食用。

营养功效

山楂、麦芽消食健胃，尤适合米面类食物引起的消化不良。本药膳具有健脾开胃、消食导滞的功效，适用于食积或消化不良的儿童。

益脾饼

食材： 大枣250克，鸡内金15克，面粉500克，白术、干姜、黄豆油、盐各适量。

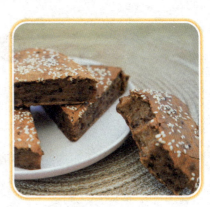

做法：

1. 熬取白术、干姜汁200毫升。

2. 入大枣煮熟，去枣核后压泥。

3. 将鸡内金磨成细粉，与面粉、盐和匀。

4. 加入枣泥和药汁揉成面团，在锅内制成饼即可食用。

[营养功效]

本药膳健胃益气，消食开胃，适用于小儿食欲不振、消化不良等症。

党参白术糕

食材： 党参90克，白术60克，茯苓180克，扁豆180克，薏苡仁180克，山药180克，芡实180克，莲子肉180克，陈皮45克，糯米粉1500克，米粉1500克，白糖500克。

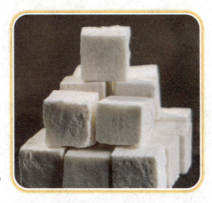

做法：

1. 将以上食材处理干净，粉碎过筛为细末，晒干，研为细末。

2. 与糯米粉、米粉、白糖共同混匀，用水调面，加适量发酵粉发酵，入锅蒸熟。

3. 熟后切小块，空腹作点心食用。每日3次，每次30～60克，连服7～8日。

[营养功效]

本药膳补脾健胃，适于小儿脾胃虚弱、食欲不振。

～～～ 小儿多动症 ～～～

病症概述

多动症的学名叫作注意缺陷多动障碍（ADHD），是儿童较为常见的发育行为障碍。患者的智力正常或接近正常，活动过多，注意力不集中，情绪不稳定，冲动任性，并有不同程度的学习困难。

典型症状

很难听从指令或者无法完成学校功课或家务，容易分心。

饮食"红黑榜"

动物血、肝脏、瘦肉、牛肉、深色蔬菜等含铁较多，牡蛎肉、奶制品、蛋类、花生、豆类、家禽、栗子、核桃、黑芝麻、肝脏等含锌较多，应多食。

鱼头酸菜汤

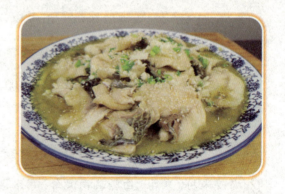

食材：大鱼头 1~2 个，咸酸菜 100 克，食盐少许。

做法：

1. 将所有食材洗净，鱼头煎熟。

2. 倒入热开水，加入酸菜，煮熟时加入食盐即可。

营养功效

本药膳适用于心脾不足者。

海带决明汤

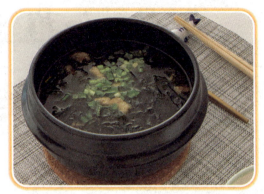

食材：海带 20 克，草决明 20 克，食盐适量。

做法：

1. 将海带洗净，浸泡 2 小时。

2. 与草决明同放入锅中煮成汤，用食盐调味。

营养功效

　　草决明咸寒，归肝经，可平肝潜阳、清肝明目。海带咸寒，归肝、胃、肾经，可消痰散结，利水消肿。两者共奏平肝清肝消痰之功。

花甲炒鸡心

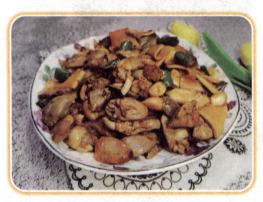

食材：花甲 100 克，鸡心 300 克，葱花 5 克，姜末 5 克，盐 2 克，植物油 20 克，香油 5 克。

做法：

1. 将花甲放入沸水中，煮至壳开后捞起，去壳后洗净备用。

2. 将鸡心剥除外层薄膜及血管，洗净后切片，入沸水中汆烫后捞出备用。

3. 炒锅加植物油烧热，爆香姜末，放入鸡心和花甲翻炒。

4. 炒至菜熟时，加入盐和葱花，淋上香油即成。

营养功效

　　本药膳补铁、补锌，滋补心脏，改善脑神经功能，对缓解小儿多动症有显著疗效。

妇女推荐药膳

闭经

病症概述

闭经是指没有月经，一般定义为 1 个或多个月经周期不来月经。

典型症状

闭经可能会伴随其他症状。例如，女性可能会出现男性化特征（女性男性化），例如体毛过多（多毛症）、嗓音低沉以及肌肉增大。

饮食"红黑榜"

女性在治疗闭经的时候，可以吃点阿胶补血胶囊，也可以吃点枸杞子党参，在补血的同时还能够滋润卵巢。闭经患者忌食生冷油腻的食物和各种冷饮。

归芪生姜羊肉汤

食材: 羊肉 250 克，生姜 65 克，香菜 5 克，当归 30 克，黄芪 30 克。

做法:

1. 将所有食材清洗干净，羊肉切块，其余食材切丝。

2. 加入锅内共煮即可。

营养功效

本药膳气血兼补，养血通经。

大补元煎乌鸡汤

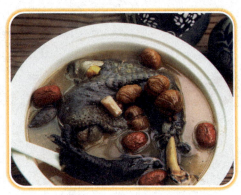

食材：乌鸡半只（约150克），新鲜山药100克，党参20克，杜仲10克，当归10克，山茱萸10克，大枣10克，调料适量。

做法：

1. 将药材浸泡半小时备用，山药洗净去皮切块。乌鸡洗净切块，料酒煸炒去腥。

2. 将乌鸡、山药与浸泡好的药材同炖，至鸡肉软熟。

3. 可加葱、姜、盐调味，吃山药、鸡肉，喝汤。

营养功效

党参、山药、杜仲补肾气以固命门，当归养血益阴，山茱萸和枸杞子补肾填精而生血。全材具有补肾益气、养血调经的价值。

右归羊肉汤

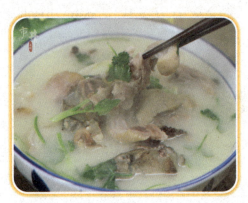

食材：羊肉200克，新鲜山药50克，山茱萸10克，当归10克，肉桂5克，泽泻5克，茯苓5克，调料适量。

做法：

1. 将羊肉洗净切块，加水煮开去血水。

2. 将新鲜山药洗净去皮切块，加入其余药材同炖，至羊肉软熟。

3. 加葱、姜、盐调味，吃羊肉和山药，喝汤。

营养功效

羊肉和肉桂温肾壮阳、填精养血，山药和山茱萸补肾益精血、资生化之源，当归养血调经，泽泻和茯苓渗湿利水调经。

痛经

病症概述

痛经为最常见的妇科症状之一，指行经前后或月经期出现下腹部疼痛、坠胀，伴有腰酸或其他不适，症状严重影响生活质量者。

典型症状

下腹部跳痛或绞痛，可能痛感强烈，疼痛在经期前 1～3 天开始，在经期开始后 24 小时内到达巅峰，然后在 2～3 天内好转，持续钝痛。

饮食"红黑榜"

痛经者无论在经前或经后，都应保持大便通畅。痛经时应该尽可能多吃些蜂蜜、香蕉、芹菜、白薯等，保持健康饮食。因便秘可诱发痛经和增加疼痛感。

萝卜香附汤

食材：白萝卜 200 克，排骨 200 克，枳实 50 克，香附 30 克，食盐适量。

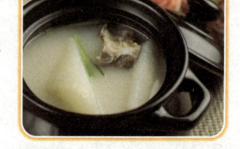

做法：

1. 将所有食材清洗干净，萝卜去皮切块。

2. 将所有食材煮汤，加盐及调味品。

营养功效

吃白萝卜、饮汤，可起到理气、活血化瘀的功效。

艾叶红糖水

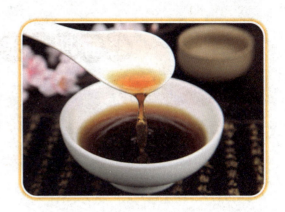

食材：艾叶 15 克，干姜 10 克，红糖 30 克，葱白 3 段。

做法：

1. 将所有食材清洗干净。

2. 煎煮 30 分钟。

3. 去渣取汁后可喝。

营养功效

经前两天及经期第一天喝两杯，可达到驱寒除湿、温经通脉的效果。

韭菜红糖水

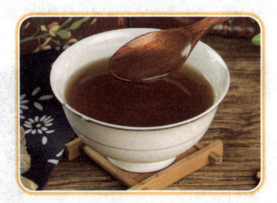

食材：鲜韭菜 300 克，红糖 100 克。

做法：

1. 将韭菜洗净，沥干水分。

2. 将韭菜切碎后捣烂取汁备用。

3. 红糖加清水少许煮沸。

4. 至糖溶后兑入韭菜汁内饮用。

营养功效

本药膳温经止痛、益气补血。

经前期紧张综合征

病症概述

经前综合征有多种体征和症状，包括情绪波动、乳房胀痛、饮食冲动、疲劳、易怒和抑郁。据估计，每4名月经来潮的女性中就有3名经历过某种形式的经前综合征。

典型症状

经前期紧张综合症是指妇女在月经期前7～14天出现头痛、乳房胀痛、疲劳、紧张、全身乏力、精神压抑或易怒、腹痛、腹泻等症状。

饮食"红黑榜"

少食多餐，减少腹胀和饱胀感。限制用盐和太咸的食物，减少腹胀和液体潴留。选择富含复合碳水化合物的食物。

龙眼肉紫米粥

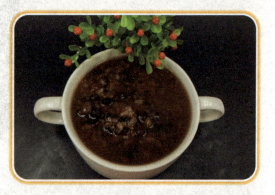

食材：龙眼肉、红豆、大枣、薏苡仁、莲子、银耳、陈皮、黑糖各适量。

做法：

1. 将所有食材洗净。
2. 将食材放入砂锅内，加清水熬粥。

营养功效

本药膳益气养血，调经止晕，适用于经前或经后气血亏虚型经行眩晕。

健脾止泻粥

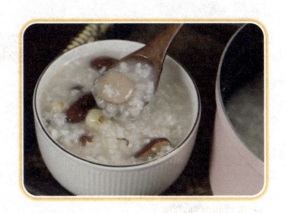

食材：淮山药 30 克，芡实 15 克，
茯苓 15 克，粳米 50 克。

做法：

1. 将所有食材洗净。

2. 将所有食材放入砂锅内。

3. 加清水熬粥。

营养功效

　　本药膳健脾益气，除湿止泻，适合经前或经期大便溏泻、脘腹胀满、神疲、经量多而色淡的脾气虚型经行泄泻。

甘麦大枣汤

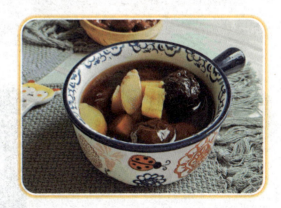

食材：浮小麦 6 克，大枣 5 颗，甘
草 6 克。

做法：

1. 将所有食材洗净。

2. 将食材放入砂锅内。

3. 加清水煮成茶饮。

营养功效

　　本药膳补血安神定志，适合经前或经期精神抑郁、烦躁、失眠等症状。

白带异常

病症概述

正常女性的白带为无气无味、白色、微酸性的黏稠物，具有湿润阴道、抑制细菌生长的功效。当白带的色、质、量等方面发生异常时，称为白带异常。

典型症状

色黄或黄绿，黏稠或呈泡沫状，有臭味，大多为阴道炎症所致，其中以滴虫性阴道炎最为常见，多有外阴瘙痒。

饮食"红黑榜"

常吃性寒凉食物会损及脾胃功能和阳气，加重白带问题。多吃益脾补肾和清热利湿的食物，如莲子、大枣（大枣）、山药、薏苡仁、冬瓜仁等。

冰糖冬瓜子汤

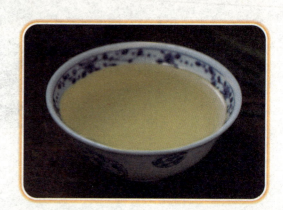

食材：冰糖 30 克，冬瓜子 30 克。

做法：

1. 将冬瓜子洗净捣末。
2. 加冰糖冲开水一碗放在陶罐内。
3. 用小火隔水炖好服食。

营养功效

本药膳适用于湿热型白带增多者，脾胃虚寒及便溏者不宜服用。

马齿苋冲蛋白

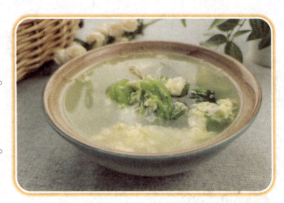

食材：马齿苋 100 克，生鸡蛋 2 个。

做法：

1. 取鲜马齿苋，洗净，放入碗中。

2. 用棒捣烂，绞汁约 60 毫升。

3. 将生鸡蛋打碎、去黄。

4. 用蛋白和入马齿苋汁搅和。

5. 放入锅内煮开即可。

营养功效

本药膳适用于湿热型带下病，脾胃虚弱者不宜服用。

银杏豆浆汤

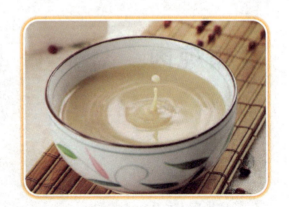

食材：银杏（去心、去皮）10 粒，

豆浆 1 杯。

做法：

1. 将银杏捣碎。

2. 冲入豆浆内，炖熟后内服。

营养功效

本药膳适用于带下病初起，白带增多的患者。银杏（银杏食品）有一定毒性，一是要炖熟，二是不宜长期服用。

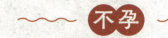

不孕

病症概述

不孕是生殖系统的疾病，定义为与伴侣在 12 个月或是更久时间内的规律无避孕性行为，也没有其他可能会不受孕的原因，而无法怀孕的情况。

典型症状

原发性不孕是指不孕的伴侣还没有生小孩。次发性不孕是指这对伴侣之前曾有小孩，但后来不孕。

饮食"红黑榜"

不孕症患者在饮食上应该注意避免饮酒和避免进食不利于营养精血的食物，还应避免吃寒凉食物和辛辣刺激性食物，以保持身体健康且有利于受孕。

黄精炖肉

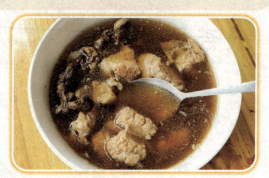

食材：黄精 30 克，猪瘦肉 250 克。

做法：

1. 将猪瘦肉洗净，切块，过沸水去腥。

2. 将猪瘦肉、黄精加适量的酒、盐、葱、姜、胡椒、味精等调味品，放炖盅内。

3. 隔水炖熟，可食黄精、猪瘦肉及汤。

营养功效

本药膳补气养血，滋阴补元。黄精可看补肾益气，填精髓，实下焦。猪肉能补肾阴，充润肝阴。本药膳适用于肝肾精血不足，月经稀少的不孕、不育。

虫草炖鸡

食材： 冬虫夏草12条，鸡1只，料酒、

味精、食盐各适量。

做法：

1. 将鸡洗净切成大块。

2. 放入锅内加水、料酒，用大火煮沸后改小火煲2小时。

3. 将冬虫夏草，水浸备用，将煲熟的鸡肉和汤倒入炖盅内。

4. 加入冬虫夏草、味精、盐，加盖再上笼炖1小时，即可得美味鸡汤食用。

营养功效

　　本药膳补虚益肾，填精养血。冬虫夏草可使肝肾并补，阴阳同调。鸡肉含蛋白质和多种人体必需氨基酸。此膳对肝肾不足，房事不济之不孕、不育有益。

苁蓉羊肾煲

食材： 羊肾1对，肉苁蓉50克，蒜、

味精、食盐、胡椒各适量。

做法：

1. 将羊肾洗净，剖开，除去臊腺。

2. 将羊肾用清水煮沸，加入少量蒜粒。

3. 洗净肉苁蓉，放入汤中，改用小火慢炖，煲2～3小时。

4. 加味精、盐、胡椒调味，喝汤、吃羊肾。

营养功效

　　本药膳温肾补阳，填精益髓。肉苁蓉可补肾填精髓。羊肾为血肉有情之物，有补肾之力。此膳能治女子带下、月经稀少、阴道干涩、性冷淡及不孕、不育。

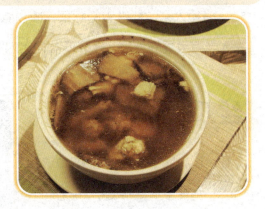

乳腺增生

病症概述

　　随着生活、工作压力的增加，女性乳腺亚健康的状况越来越普遍，越来越多的女性朋友被医生告知患有乳腺增生，而且患病的人群逐渐低龄化。

典型症状

　　以周期性乳房胀痛、乳房肿块为主要特点。周期性乳房胀痛表现为月经前1周左右开始。其疼痛特点为乳房（单侧或双侧）胀痛，刺痛，触痛等，疼痛可因情绪、劳累而加重，经后疼痛缓解。

饮食"红黑榜"

　　多摄入富含纤维素的蔬菜，减少脂肪吸收，有利于乳腺增生的恢复。多摄入含有大豆的食品，能降低女性体内的雌激素水平，有益于乳房健康。

丝瓜蛋汤

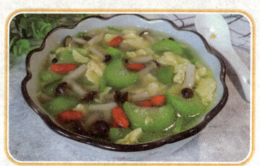

食材：丝瓜络50克，蟹味菇10克，鸡蛋1个，枸杞子10克。

做法：

1. 先把蟹味菇、丝瓜加水熬1个小时。

2. 起锅前加入蛋花、水淀粉、枸杞子、冰糖，调匀服用，每周2次。

营养功效

　　本药膳适于乳腺增生由痰气凝滞者。

逍遥扇贝海带汤

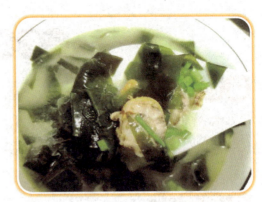

食材： 扇贝 10 克，生麦芽 10 克，薄荷 5 克，海带 30 克，葱、姜、盐各适量。

做法：

1. 将海带浸泡 30 分钟后洗净，切片。

2. 加入扇贝、麦芽同煮半小时，再加入薄荷、生姜同煮 15 分钟。

3. 加盐和葱调味。吃海带，喝汤。

营养功效

　　扇贝和海带化痰散结。麦芽和薄荷疏肝解郁。全材具有疏肝解郁、化痰散结的价值。

消癖羊肉汤

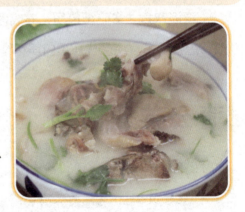

食材： 羊肉 200 克，生麦芽 15 克，生山楂 10 克，陈皮 10 克，白芍 10 克，浙贝母 10 克，夏枯草 5 克，盐、香菜各适量。

做法：

1. 将药材浸泡 30 分钟。

2. 和羊肉同炖，至羊肉软熟，加盐和香菜调味。吃肉喝汤。

营养功效

　　羊肉调摄冲仁，麦芽、白芍、夏枯草疏肝理气，陈皮、浙贝母和夏枯草化痰散结。全材具有调摄冲任，疏肝理气，化痰散结的价值。

宫颈炎

病症概述

宫颈炎是宫颈发炎，包括两次经期之间出血、性交时或盆腔检查时疼痛，以及白带异常。但是，宫颈炎也可能没有任何体征或症状。

典型症状

子宫颈炎可能没有任何症状。如有症状，最常见的症状是阴道内白带异常（呈现黄绿色和脓状）和月经间期出血或性交后出血。一些女性会出现性生活疼痛。排尿口周围区域红肿，也可能出现阴道红肿。

饮食"红黑榜"

清淡饮食，多吃蛋白质，养成健康的饮食习惯对于宫颈炎的调养十分有益。患者可多食富含优质蛋白质和维生素的食物，多吃新鲜蔬菜水果。

蒲公英瘦肉汤

食材：猪瘦肉 250 克，蒲公英 30 克，生薏苡仁 30 克，大枣适量。

做法：

1. 将蒲公英、生薏苡仁、猪瘦肉洗净，一起放入锅。
2. 加清水与大枣，大火煮沸后，改小火煲 1 ~ 2 小时即可。

营养功效

本药膳具有清热解毒、祛湿止带的功效，适用于湿热型急性子宫颈炎。

鸡冠花瘦肉汤

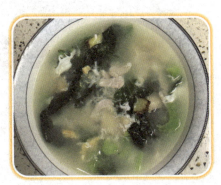

食材：鸡冠花 20 克，猪瘦肉 100 克。

做法：

1. 将鸡冠花、猪瘦肉洗净。

2. 把全部用料一起放入砂锅，加清水适量。

3. 大火煮沸，改小火煮 30 分钟，调味即可。

营养功效

本药膳具有清热、利湿、止带的功效，适用于湿热型子宫颈炎。鸡冠花有白色、红色两种，白色者以渗湿清热为主，治白带。红色者除清热利湿之外，尚能入血分以治赤白带，使用时可按不同证候选用。

三妙鹌鹑汤

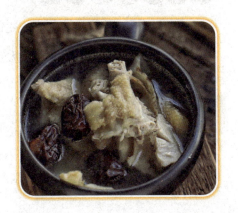

食材：肥嫩鹌鹑 1 只（重约 100 克），薏苡仁 30 克，黄柏 12 克，苍术 6 克，大枣 3 颗。

做法：

1. 将肥嫩鹌鹑活宰，去毛、内脏，洗净。

2. 将薏苡仁炒至微黄，去火气备用，黄柏、苍术洗净。把全部用料放入锅中。

3. 加清水适量，大火煮沸后，小火煲约 2 小时后服用。

营养功效

本药膳具有清热解毒、利水止带的功效，适用于湿热型急性子宫颈炎。

更年期综合征

病症概述

女性更年期综合征是指女性在绝经前后，由于性激素含量的减少导致的一系列精神及躯体表现。此征多见于 46～50 岁的女性，近年来有发病年龄提早、发病率上升的趋势。

典型症状

如植物神经功能紊乱、生殖系统萎缩等，还可能出现一系列生理和心理方面的变化，如焦虑、抑郁和睡眠障碍等。

饮食"红黑榜"

保持少糖、低脂、低碳水化合物的均衡饮食，可以缓解更年期症状。避免过量摄取盐，多食用富含钙质及维生素 D 的食物。

百合枣仁汤

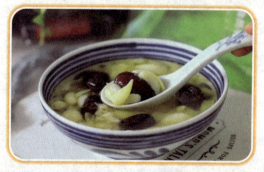

食材：鲜百合 50 克，酸枣仁 15 克。

做法：

1. 将酸枣仁放到锅中，加入适量清水。

2. 用大火煮滚后转小火煎煮，再放入百合直到煮熟即可去渣食用。

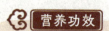 营养功效

本药膳可滋阴降火，养心安神，适用于烘热汗出、心悸失眠等体内有虚火的女性。

益母佛手鲜芹汤

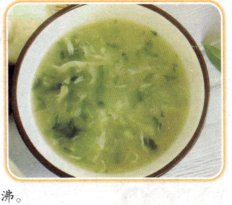

食材：鲜芹菜适量，益母草 15 克，佛手 10 克，鸡蛋 1 个。

做法：

1. 将鲜芹菜洗净。

2. 加入益母草、佛手，加水 1500 毫升煮沸。

3. 去渣取汁。

4. 鸡蛋搅成蛋花兑入，调味后即可。

营养功效

本药膳疏肝行气，活血调经。

枸杞子瘦肉丝

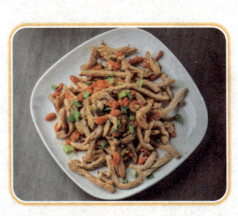

食材：枸杞子 30 克，猪瘦肉 100 克，竹笋 30 克，酱油、植物油各适量。

做法：

1. 把瘦肉、竹笋洗净，切成丝备用。

2. 在炒锅中倒入植物油，再放瘦肉、竹笋、枸杞子爆炒至熟。

3. 最后淋点酱油即可食用。

营养功效

本药膳可滋补肝肾，适用于烘热汗出、烦躁易怒或忧郁健忘等肝肾阴虚的女性。

产后缺乳

病症概述

产后缺乳又称"乳汁不足"，指哺乳期内产妇乳汁甚少或全无。

典型症状

产妇乳汁甚少或全无，不能满足哺育婴儿的需要。

饮食"红黑榜"

注意营养均衡，少吃多餐，多喝汤水，多吃催乳食物，如花生、黄花菜等。但是，饮食也不宜太过滋补油腻，少吃辛辣食物。

赤豆酒酿蛋

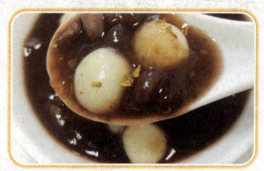

食材：赤小豆50克，糯米甜酒酿250克，鹌鹑蛋4个。

做法：

1. 将赤小豆加水煮烂，入甜酒酿，烧沸。

2. 加入煮熟的鹌鹑蛋后加红糖调味。

营养功效

本药膳补气补血，祛瘀催乳。

116

花生炖猪爪

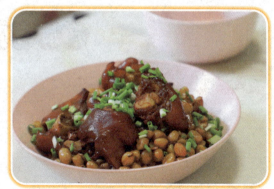

食材：花生米200克，猪脚爪2只，
　　　盐、葱、姜、料酒各适量。

做法：

1. 将猪脚爪洗净，用刀划白。

2. 将猪脚爪放入锅内。

3. 加花生米、盐、葱、姜、黄酒、清水，用大火烧沸。

4. 后转用小火熬至熟烂。

营养功效

本药膳补气、补血、催乳。

山甲通乳汤

食材：穿山甲30克，丝瓜络20克，
　　　猪蹄筋200克，佛手10克，
　　　盐、姜各适量。

做法：

1. 将上述材料洗净，置砂锅或高压锅内炖熟。

2. 食时加盐、姜汁少许，饮汤吃肉。

营养功效

本药膳滋补身体，起到催乳的功效。

产后身痛

病症概述

产后身痛，是指产妇在产褥期内，出现肢体或关节酸楚、疼痛、麻木、重着者，称为"产后身痛"。

典型症状

产后关节疼痛，屈伸不利，有钻风感或窜疼，或肢体麻木肿胀，活动不利。

饮食"红黑榜"

饮食清淡，以营养且好消化的食物为主，如小米鸡蛋粥、南瓜小米粥等。少吃辛辣油腻大的食物。

当归羊肉煲

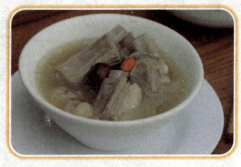

食材：当归20克，生姜15克，羊排骨500克，枸杞子、大枣各适量。

做法：

1. 将羊排骨洗净切块、焯血水，羊肉、当归、生姜放入砂锅内。

2. 加水煮沸，去浮沫，转小火炖1.5小时至羊肉熟烂。

3. 加大枣、枸杞子与胡椒粉、食盐等调味。

营养功效

本药膳温经养血，散寒止痛，适合产后虚弱、虚寒腹痛及身痛者，对小腹绵绵疼痛、肢体疼痛、手足欠温等症有效。

党参鸡煲

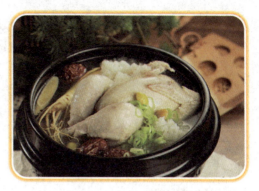

食材：党参 20 克，当归 15 克，黄
芪 30 克，大枣 6 枚，枸杞子
15 克，仔鸡半只或肉鸽 1 只或
瘦肉 500 克，盐适量。

做法：

1. 将所有食材洗净。

2. 放入砂锅内熬汤，加食盐调味即可。

营养功效

　　本药膳补气养血，适合产后气血虚者，对头晕乏力、纳差倦怠、腰背酸痛等
症有效。

当归山楂粥

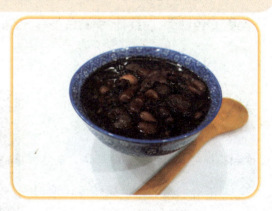

食材：当归 20 克，川芎 10 克，红
花 6 克，干姜 6 克，生山楂
30 克，桃仁 15 克，粳米 100 克，
大枣 4 枚，红糖适量。

做法：

1. 将 5 味中药放入砂锅，加适量水，浓煎 40 分钟，去渣取汁，化入红糖备用。

2. 再将粳米、大枣、桃仁一起放入砂锅，加水用小火煨煮成稠粥。

3. 兑进前面的浓煎药汁，拌匀，继续煮到开锅即成。

营养功效

　　本药膳适合瘀血留滞引起的产后腰痛，或腰部疼痛连带下腹、痛处固定不移
的产妇。

产后抑郁

病症概述

大多数新手妈妈分娩后都会出现"产后情绪低落"的情况，通常包括情绪波动、莫名哭泣、焦虑和难以入睡。

典型症状

情绪低落或严重的情绪波动，经常哭泣，难以与宝宝建立关系，疏远家人和朋友，食欲不振或暴饮暴食，无法入睡或嗜睡，极度疲倦等症状。

饮食"红黑榜"

产后抑郁者应多吃水果，如香蕉、柑橘、木瓜；多吃肉类如瘦肉、牛肉、坚果、绿色蔬菜、西红柿、深海鱼类等。饮食上需要注意避免辛辣刺激性的食物。

小炒虾仁

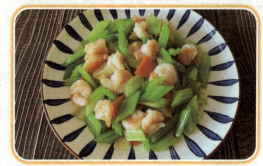

食材：鲜虾仁、西芹、白果仁、杏仁、百合、盐、油、味精各适量。

做法：

1. 将西芹切段或片，与白果仁、杏仁、百合等一同焯水。

2. 虾仁上浆，放在油锅里过油，取出后与西芹等一同炒制即成。

营养功效

本药膳营养丰富，鲜脆、爽口、靓丽，可帮助大脑制造血清素。

香菇豆腐

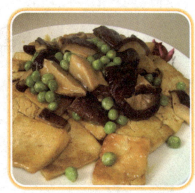

食材：水发香菇 75 克，豆腐 300 克，豌豆适量，糖 10 克，酱油 20 毫升，味精 1 克，胡椒粉 0.5 克，料酒 8 毫升。

做法：

1. 将豆腐切成 3.5 厘米长、2.5 厘米宽、0.5 厘米厚的长方条，香菇洗净去蒂。

2. 炒锅上火烧热油，逐步下豆腐，用小火煎至一面结硬壳呈金黄色。

3. 烹入料酒，下入香菇、豌豆、调味品后加水，旺火收汁、勾芡，翻动后出锅。

营养功效

香菇含大量的锌、硒、B 族维生素，加之豆腐中的蛋白质和钙，有助于孕产妇摆脱郁闷的心情。

桃仁鸡丁

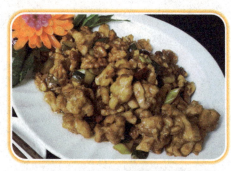

食材：鸡肉 100 克，核桃仁 25 克，黄瓜 25 克，葱、姜及各种调味料各适量。

做法：

1. 将鸡肉切丁，用调味料上浆。将黄瓜切丁，葱、姜切好备用。核桃仁去皮炸熟。

2. 炒锅上火加油，将鸡丁滑熟，捞出控油。

3. 原锅上火留底油，煸葱、姜至香，下主、辅料与调味品，放桃仁勾芡装盘即成。

营养功效

核桃仁是推荐产妇食用的一种坚果，其中含有很多抗忧郁营养素。

产后恶露不尽

病症概述

产后恶露不绝，中医病名。西医学中，产后子宫复旧不全、晚期产后出血与本病可互参。子宫在胎盘娩出后逐渐恢复至孕前状态的过程称为子宫复旧，需 6～8 周时间。

典型症状

产后血性恶露持续 10 天以上，仍淋漓不尽者，称"产后恶露不绝"。又称"恶露不尽""恶露不止"。

饮食"红黑榜"

适量喝些生姜红糖水、糯米酒、阿胶鸡蛋羹、龙眼肉大枣汤，能暖宫驱寒、活血脉。饮食以清淡为宜，避免生冷、辛辣、油腻、不易消化食物。

脱力草糖鸡蛋

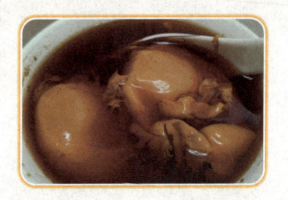

食材：脱力草 30 克，鸡蛋 10 克，红糖 30 克。

做法：

1. 将脱力草先用水熬煮，去渣。

2. 滤液与红糖、鸡蛋同煮，蛋熟即成。

营养功效

本药膳补气、益血、摄血，治疗产后气虚所致的恶露不尽、崩漏等症。

益母草炖猪蹄

食材：猪蹄1只，益母草、当归、芍药、黄豆、枸杞子各适量。

做法：

1. 将猪蹄洗净切块，与益母草、当归、芍药、黄豆、枸杞子一起炖煮。

2. 直至猪蹄熟烂，可加入适量盐和调料。

营养功效

益母草具有活血调经的功效，当归和赤芍药则能补血活血，促进子宫恢复。猪蹄富含胶原蛋白，有助于肌肤的修复。此药膳适合产后恶露不尽，血虚的新手妈妈食用。

大枣枸杞炖公鸡

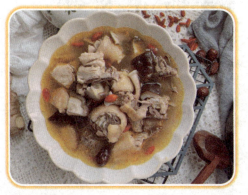

食材：母鸡1只，大枣、枸杞子、益母草、当归各适量。

做法：

1. 将母鸡洗净切块。

2. 与大枣、枸杞子、益母草、当归一起炖煮。

3. 炖至鸡肉熟烂即可。

营养功效

大枣、枸杞子具有补血养颜的功效，益母草有助于活血调经，当归则能补血活血，滋润子宫。此药膳适合产后恶露不尽的新妈妈食用。

男性推荐药膳

早泄

病症概述

早发性射精，是指男性在开始性行为没过多久，且只有些微刺激的情况下，便达至性高潮和射精。

典型症状

早泄是一种常见的男性性功能障碍疾病，被国际性医学会确定为性交开始后，射精往往或总是在阴茎插入阴道前或插入阴道后约 1 分钟内发生，且不能控制射精的时间。

饮食"红黑榜"

早泄病人应尽可能少吃辛辣和刺激性食物，少饮茶及咖啡，多吃贝类。

黄芪枸杞炖乳鸽

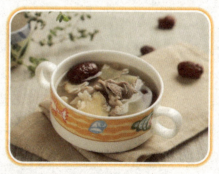

食材： 北黄芪、枸杞子、大枣各30克，乳鸽1只。

做法：

1. 将乳鸽宰杀后去毛及内脏，洗净。

2. 与北黄芪、枸杞子、大枣同放炖盅内，加水适量隔水炖熟食用。

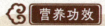 **营养功效**

本药膳能益气健脾，养阴补肾，适于脾肾两虚型早泄。

龙马童子鸡

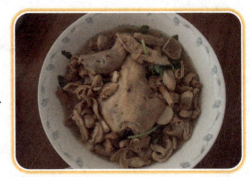

食材：虾仁50克，海马25克，子公鸡1只，淀粉、葱段、姜块、味精、食盐各适量。

做法：

1. 先将子公鸡宰杀，去毛及内脏，用水洗净。

2. 将虾仁、海马用温水洗净后放入鸡腹内。

3. 加葱段、姜块、味精、食盐适量。

4. 上笼蒸至烂熟，拣去葱段和姜块。

5. 用淀粉勾芡收汁，浇在鸡上即可食用。

营养功效

本药膳有健脾益肾的功效，适用于脾肾阳虚所致的早泄。

五子固精粥

食材：菟丝子15克，金樱子15克，覆盆子15克，淫羊藿12克，粳米100克。

做法：

1. 将上述食材洗净。

2. 用双层纱布袋盛装。

3. 与粳米放入砂锅内煮粥。

营养功效

本药膳具有补肾固精之效，用于肾精不固之早泄。

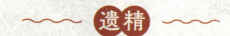

遗精

病症概述

遗精是指无性交活动、无自慰时的射精现象。如遗精发生在梦中则称之为梦遗。若发生在无梦状态甚至是清醒状态时，则称为滑精。男性首次遗精一般发生在 11～18 岁，是正常的生理现象，也是青春期发育的重要标志。

典型症状

遗精可能由生理或病理因素导致，前者不会出现明显症状，后者可伴随头晕、乏力、耳鸣等现象。

饮食"红黑榜"

遗精期间饮食宜清淡，适当摄入高蛋白食物，多吃新鲜蔬菜和水果，少吃辛辣刺激性食物，尽量避免烟、酒、咖啡、浓茶等。

韭菜粥

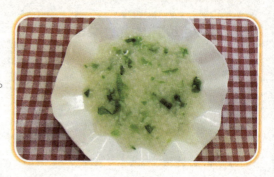

食材：韭菜15克，大米50克，精盐适量。

做法：

1. 将韭菜用小火炒熟，与大米、精盐同入砂锅内。

2. 加水500毫升，慢火煮至米开粥稠即可。

营养功效

本药膳温肾助阳，止遗泄，适用于肾阳虚弱所致的遗精。

龙骨粥

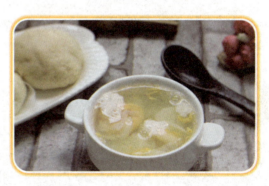

食材：煅龙骨 30 克，糯米 100 克，白砂糖适量。

做法：

1. 将龙骨捣碎，入砂锅内。

2. 加水 200 克，煎 1 小时，去渣取汁。

3. 入糯米，再加适量水、白砂糖，煮成稠粥。

营养功效

本药膳收敛固涩，镇惊潜阳。

鸡蛋三味汤

食材：鸡蛋 1 个，芡实 9 克，去芯莲子 9 克，淮山药 9 克，白糖适量。

做法：

1. 将芡实、莲子、淮山药熬煎成药汤。

2. 将鸡蛋煮熟。

3. 汤内加入白糖即可。

营养功效

本药膳补脾，益肾，固精安神，适用于肾虚遗精者。

精子弱

病症概述

少精子症意味着精液所含精子比正常人少。少精子症也称少精症。完全没有精子被称为无精子症。

典型症状

性功能障碍，例如性欲低下或很难维持勃起状态。睾丸处疼痛、肿胀或有包块。面部或身体毛发减少、其他染色体或激素异常的迹象。

饮食"红黑榜"

多吃山药、枸杞子、海参、牡蛎、韭菜等食物，有利于提高精子的质量。烧烤和油炸的淀粉类食物中含有致癌毒物丙烯酰胺，可导致男性少精、弱精。

西洋参鹌鹑汤

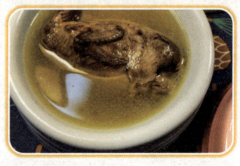

食材：西洋参片 5 克，鹌鹑半只，生姜适量。

做法：

1. 将食材洗净，鹌鹑肉飞水去血沫，至无血沫残留。

2. 将食材共入单人炖盅，炖煮后放盐调味后食用。

营养功效

本药膳益气抗疲劳，补肾强筋骨，适合气阴虚、容易疲劳、虚证少精、精子活力差者。

黄芪红景天鸡汤

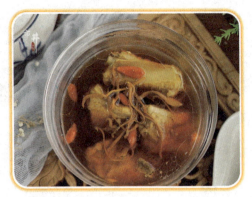

食材：精选去皮鸡肉 100 克，黄芪 30 克，红景天 20 克，枸杞子 5 克，生姜适量。

做法：

1. 将食材洗净，鸡肉飞水去血沫，至无血沫残留。

2. 将食材共同放入单人炖盅，炖煮后放盐调味后食用。

营养功效

　　本药膳益气抗疲劳，补肾填精髓，适合容易疲劳、少气懒言、少运动、少弱精、畸形精症人群。

参芪两核猪骨汤

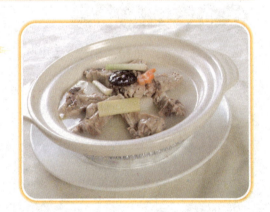

食材：低脂猪骨 150 克，黄芪 20 克，荔枝核 20 克，杧果核 15 克，桃仁 10 克，红花 5 克，蜜枣 1 枚，生姜适量。

做法：

1. 将食材洗净，猪骨飞水去血沫，至无血沫残留。

2. 将食材药材共入单人炖盅炖煮后放盐调味后食用。

营养功效

　　本药膳益气活血瘀，行气止胀痛，适合气虚血瘀、容易疲劳、精子畸形率高、精索静脉曲张、阴囊坠胀痛人群。

老人推荐药膳

脑卒中后遗症

病症概述

脑卒中俗称中风，出血性脑卒中早期死亡率很高，幸存者中多数留有不同程度的运动障碍、认知障碍、言语吞咽障碍等后遗症。

典型症状

急性脑血管病发病后，后遗症以半身不遂、麻木不仁、口眼歪斜、言语不利为主要表现。

饮食"红黑榜"

多食大米、面粉、小米、豆制品及瓜果蔬菜。蛋白质以鱼类为最佳。少吃猪肉、牛肉等畜肉及其内脏。少吃盐、糖及辛辣刺激之品。

芪杞炖鳖汤

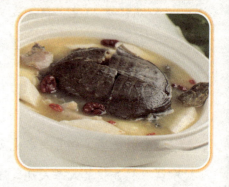

食材：鳖肉200克，黄芪30克，枸杞子20克，大枣5颗。

做法：

1. 将所有食材洗净。

2. 将所有食材放入砂锅中，加适量水同炖至鳖肉熟烂，即可服食。

营养功效

本药膳益气补虚，补益肝肾。

田参鸡肉汤

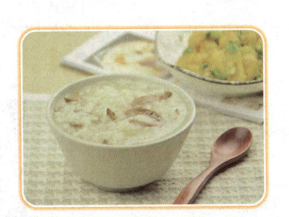

食材：鸡肉 90 克，田七 10 克，红参 10
克，黄芪 30 克，枸杞子、生姜各适量。

做法：

1. 将田七打碎，加鸡肉、生姜过油。

2. 把全部用料一同放入瓦锅内，加清水适量。

3. 小火煮 2 小时，调味即可。随饭饮用。

营养功效

本药膳益气补虚，活血通络。

川芎黄芪粥

食材：川芎 15 克，黄芪 30 克，粳
米 100 克。

做法：

1. 将川芎、黄芪煎熬 3 次。

2. 收取药汁。

3. 将粳米洗净，放入锅中。

4. 加入川芎、黄芪汁，中火烧至米烂。

营养功效

本药膳活血益气。

阿尔茨海默病症

病症概述

阿尔茨海默病症是一种中枢神经系统退行性疾病。主要表现为渐进性记忆障碍、认知功能障碍、人格改变及语言障碍等症状。

典型症状

忘记要做的事情或最近发生的事情，丢失东西或将物品放错地方，走路或开车时迷路，即使在熟悉的地方也会感到困惑等。

饮食"红黑榜"

多以低盐、低糖、低脂肪且富含蛋白质和膳食纤维为特征的饮食模式，平时要少吃盐，适量饮酒，少喝含糖的饮料，多喝茶。

核桃仁粥

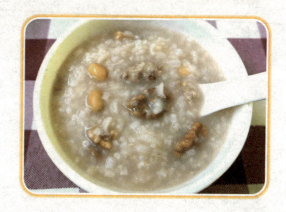

食材：核桃仁 30 克，芡实 30 克，粳米 50 克。

做法：

1. 将所有食材洗净。
2. 将食材放入锅内，加水煮成粥。

营养功效

本药膳有补脾肾，填精益智之效。本药膳有预防脾胃肾虚的功效，可以补脑，预防阿尔茨海默病。

羊肉煲

食材：肥羊肉 50 克，葱、姜、黄
酒各若干。

做法：

1. 将肥羊肉洗净，切小块。
2. 将肥羊肉用开水浸泡 1 小时。
3. 去浮沫。
4. 加葱、姜、黄酒，急火煮开 2 分钟，改小火煨 1 小时。

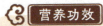

营养功效

　　本药膳对于阿尔茨海默病的症状有改善的功效，比如气短、心悸，还有思虑
过度，食欲差，少言等问题。

丹参枸杞子粥

食材：丹参 30 克，枸杞子 30 克，黄芪 30 克，
当归 25 克，防风 15 克，粳米 100 克。

做法：

1. 将所有食材清洗干净。
2. 将所有食材放入砂锅煮，即可。

营养功效

　　本药膳对于阿尔茨海默病导致的气血不足或腰酸背痛的问题有改善的功效，
还能提高免疫力。

慢性支气管炎

病症概述

慢性支气管炎是气管、支气管黏膜及周围组织的慢性非特异性炎症。

典型症状

临床以咳嗽、咳痰为主要症状，每年发病持续 3 个月，连续 2 年或 2 年以上。

饮食"红黑榜"

饮食宜清淡，多食新鲜蔬菜如白菜、菠菜、油菜、萝卜、胡萝卜、西红柿、黄瓜、冬瓜等，不仅能补充多种维生素和无机盐的供给，还具有清痰、祛火、通便等价值。

百合核桃粥

食材：百合 50 克，核桃肉 15 克，枸杞子 10 克，粳米 50 克。

做法：

1. 将所有食材清洗干净。
2. 将食材加入锅内煮粥。

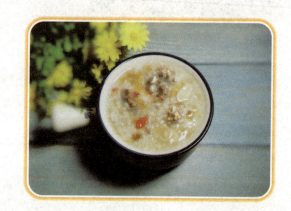

营养功效

本药膳适用于老年慢性支气管炎、肾亏虚、咳嗽气喘症。

梨子川贝汤

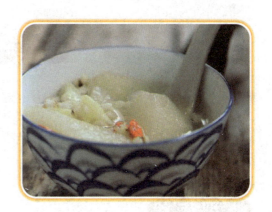

食材：梨子、川贝母、白糖各适量。

做法：

1. 将梨子去皮切片。

2. 将川贝母打碎。

3. 加入白糖。

4. 将以上材料共同放入砂锅内炖汤。

营养功效

本药膳适用于老年支气管炎之肺热干咳少痰者。

姜汁牛肺糯米饭

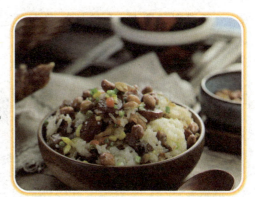

食材：牛肺 200 克，生姜汁 15 毫升，
花生、玉米、葱花、糯米各适量。

做法：

1. 将牛肺切块，加糯米。

2. 加入所有用料，用小火焖熟。

3. 起锅时加生姜汁即成。

营养功效

本药膳食之有祛痰、补肺、暖胃的功效，对老人寒咳日久、痰多清稀者有效。

肺气肿

病症概述

肺气肿是一种以持续异常含气量过多、过度膨胀、气道壁破坏等病理状态为特征的慢性肺病。

典型症状

前期可无明显症状，随着病情进展，会出现劳力性气促、咳嗽等症状。伴随症状包括乏力、食欲下降、体重下降、上腹胀满等全身症状。晚期重症患者还可出现浮肿、心悸、头痛、神志恍惚甚至昏迷。

饮食"红黑榜"

增加肉类、蛋类、蔬菜、水果等食物的摄入，清淡饮食，避免摄入辣椒、蒜、葱等辛辣食物。早、中、晚三餐定时定量，避免饮酒，避免摄入海鲜和刺激性食物。

玉参焖鸭

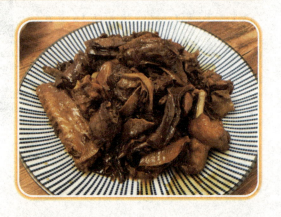

食材：玉竹 10 克，沙参 10 克，老鸭肉 250 克。

做法：

1. 将所有食材洗净。
2. 放入锅焖煮即可。

营养功效

本药膳益气补肺，生津增液。

石斛花生

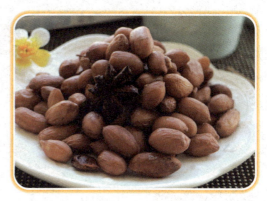

食材： 鲜石斛 50 克，花生米 500 克，

大茴香 3 克，食盐 6 克。

做法：

1. 将所有食材洗净。

2. 将食材放入锅内一起熬煮。

3. 煮到花生熟了即可。

🌀 **营养功效**

本药膳养阴润燥，清热生津。

银杏鸡丁

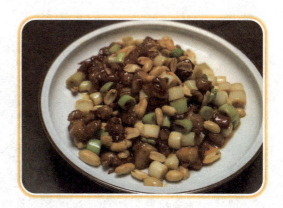

食材： 银杏 25 克，鸡脯肉 100 克，

花生、葱段各适量。

做法：

1. 将银杏煮熟去壳。

2. 将鸡脯肉洗净，切丁。

3. 放入银杏同炒。

🌀 **营养功效**

本药膳具有补气养血，敛肺平喘的功效。

风湿性关节炎

病症概述

风湿性关节炎是一种慢性炎症。与骨关节炎的磨损不同，类风湿关节炎会影响到关节内膜，引起疼痛肿胀，最终导致骨侵蚀和关节畸形。

典型症状

起床时手指和手腕关节会特别疼痛和肿胀，关节僵硬。疼痛和僵硬出现于身体两侧。当疾病恶化，关节会全日感觉温热、触痛和疼痛，全身僵硬。

饮食"红黑榜"

不宜多吃高脂肪类食物，如肥肉等，炒菜、烧汤也宜尽量少放油。摄取各种颜色的蔬果和绿叶蔬菜，减少发炎反应。

鳝鱼汤

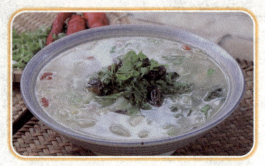

食材：鳝鱼200克，生姜3片，葱白2段，黄酒2匙。

做法：

1. 将鳝鱼洗净后取肉切丝，和生姜、葱白、黄酒共入锅中。

2. 加水适量炖汤，调味佐膳服用。每日1剂，连用5～7日为1个疗程。

营养功效

本药膳适用于肢体关节疼痛较剧、痛有定处、遇寒痛甚等症。

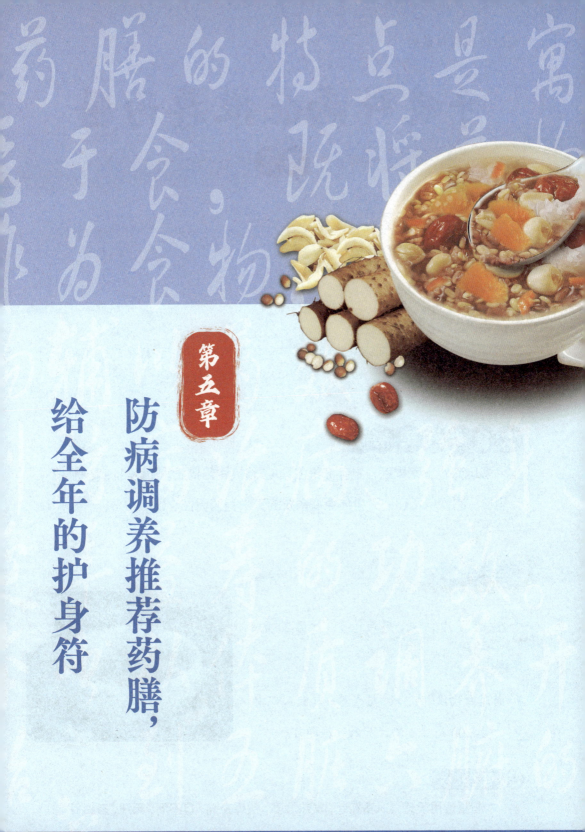

第五章

防病调养推荐药膳，给全年的护身符

呼吸科病症推荐药膳

～～～ 感冒 ～～～

病症概述

普通感冒俗称伤风，是一种上呼吸道的病毒性感染，主要原发于鼻腔，但也可能进犯喉咙以及鼻窦。

典型症状

流鼻涕或鼻塞，喉咙痛或喉咙有不适感，咳嗽，打喷嚏，身体感觉不舒服，轻微身体疼痛或轻度头痛，低热。

饮食"红黑榜"

多喝热水，吃果蔬食物补充维生素 C 和抗氧化物质。不吃油腻食物。不吃甜食、甜饮料，它们对身体免疫系统的工作有害无益。

姜糖饮

食材：生姜片 15 克，葱白适量，红糖 20 克。

做法：

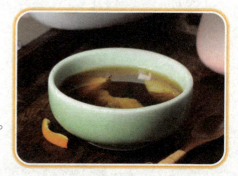

1. 将葱白切段（共 3 段）与生姜一起放入锅中。

2. 加水 500 毫升煮沸，加入红糖即可。

营养功效

本药膳适用于感冒风寒初起，发热恶寒，头痛身痛，口不渴，无汗，苔白等症。

葱白粥

食材：连根葱白 15 根，粳米 100 克，
淡豆豉 10 克，盐少许。

做法：

1. 将葱白洗净，切成一寸长的段。

2. 将粳米淘净备用。

3. 将粳米放入锅内，加清水适量，用大火烧沸后，转用小火煮。

4. 煮至米五成熟时，加葱白、盐、淡豆豉，继续煮至米烂成粥。

营养功效

本药膳发汗散寒，温中止痛。

雪梨饮

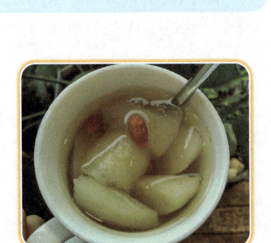

食材：鸭梨 200 克，冰糖、枸杞子各
少许。

做法：

1. 将鸭梨去皮、核，切成薄片。

2. 将鸭梨放入冰镇的凉开水内。

3. 将白糖、枸杞子放入鸭梨中，搅匀。

4. 盖上盖，浸泡 4 小时即成。

营养功效

本药膳清热止渴，适用于外感温热引起的发热而致津伤口渴等症。

咳嗽

病症概述

咳嗽可以分为风寒咳嗽和风热咳嗽。风寒咳嗽会出现鼻塞、流清鼻涕、咳嗽声重、舌苔白、痰多而且颜色发白、口干以及肌肉酸痛等症状。

典型症状

流鼻涕或鼻塞，感觉到口液沿着咽喉后部流下（鼻后滴流），经常清嗓或咽喉疼痛，声音嘶哑，哮鸣和气短，胃灼热或口腔泛酸。

饮食"红黑榜"

梨的汁液含有丰富的维生素，对肺部有生津化痰的独特效果，搭配冰糖能够治疗患者的痰多和痰热黏稠的病症，忌吃生冷辛辣之物。

龙眼参蜜膏

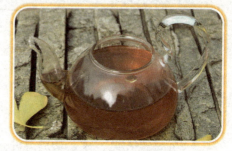

食材：党参 250 克，沙参 120 克，龙眼肉 120 克，蜂蜜适量。

做法：

1. 将党参、沙参、龙眼肉先以适量水浸泡透发后，加热煎煮。

2. 每 20 分钟取煎液 1 次，加水再煎，共取煎液 3 次。

3. 合并煎液，小火煎熬至稠黏如膏时，加蜜 1 倍，至沸停火，待冷装瓶备用。

营养功效

本药膳清肺热，补元气，适用于尘肺患者体质虚弱、消瘦、口渴、干咳少痰、乏力等症。

川贝百合银耳雪梨羹

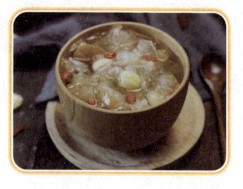

食材：川贝母 10 克，百合 20 克，银耳 20 克，雪梨 1 个，冰糖、莲子各适量。

做法：

1. 将雪梨洗净去核，切成细丝。

2. 将银耳温水泡发，切成细丝。

3. 将所有食材放入锅中，加入足量清水。

4. 大火烧开后转小火慢炖 1 小时，至汁液黏稠、食材软糯后关火。

营养功效

　　川贝、百合、银耳、雪梨皆为白色，入肺经，具有止咳、化痰、养阴、润肺的功效，但脾虚湿盛的患者不宜多服。

莲藕枇杷粥

食材：莲藕 100 克，枇杷 100 克，粳米、冰糖各适量。

做法：

1. 将莲藕洗净切块，枇杷洗净去核切块。

2. 将粳米、莲藕放入锅中，加入足量清水，大火烧开后调至小火。

3. 盖上锅盖，慢熬成粥，后入枇杷、冰糖，再煮约 10 分钟后关火。

营养功效

　　莲藕味甘，生食性寒，熟食性温，具有清热润肺、健脾益胃的功效。

支气管炎

病症概述

支气管炎是支气管内膜的炎症，支气管运送空气进出肺部，由感冒或其他呼吸道感染引起，较为常见。

典型症状

患有支气管炎的人经常咳出稠厚黏痰，且黏痰会变色。支气管炎可能是急性，也可能是慢性的。

饮食"红黑榜"

饮食中要多摄入水果和蔬菜，特别是维生素含量高的，例如猕猴桃、梨、橙子等，这样的食物由于维生素含量高，可以帮助提高免疫力。

黄芪陈皮煲瘦肉

食材：黄芪30克，陈皮15克，猪瘦肉200克，枸杞子、大枣各适量。

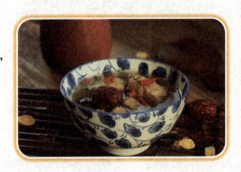

做法：

1. 将所有食材洗净。

2. 将三者同煮，加适量水，煲90分钟后食用。

营养功效

本药膳有补益肺脾、化痰止咳之效，适用于慢性支气管炎，症见咳嗽、痰白、气短乏力者。

马蹄百合鸭肉汤

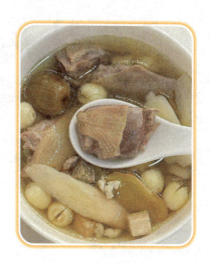

食材：马蹄 30 克，百合 15 克，鸭肉 150 克，生姜、莲子各适量。

做法：

1. 将马蹄洗净去皮捣烂，百合洗净。
2. 将三者一同入锅，加水适量，用大火烧沸。
3. 用小火炖 20 分钟即可。

营养功效

　　本药膳有养阴润肺、化痰止咳之效，适用于慢性支气管炎，症见咳嗽、咽干、痰黏色黄者。

四仁鸡蛋羹

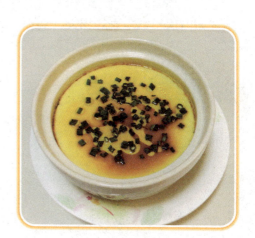

食材：白果仁、甜杏仁各 1 份，胡桃仁、花生仁各 2 份。

做法：

1. 将所有食材洗净。
2. 将除鸡蛋外的食材研末。
3. 取食材末蒸鸡蛋羹。
4. 汤成后加入少许食盐调味。

营养功效

　　本药膳有扶正固本、纳气平喘之功效，适用于咳喘日久的老慢支患者。

消化科病症推荐药膳

慢性胃炎

病症概述

胃炎是指胃黏膜肿胀。当胃黏膜发炎时，可能会导致肚子痛、胃灼热、恶心和呕吐等症状。

典型症状

呕吐物带血，出血导致的黑便，上腹部灼烧感（腹部），上腹部疼痛，恶心和消化不良，食欲不振，体重减轻，呕吐，打嗝。

饮食"红黑榜"

宜多食鸡蛋、牛奶、肉类、鱼虾、豆腐、豆浆、胡萝卜等绿色蔬菜，以增加蛋白质和维生素的摄入，有利于胃黏膜的修复。不宜食用腌制品。

猪肚煨胡椒

食材：猪肚 1 只，胡椒 9 ~ 15 克。

做法：

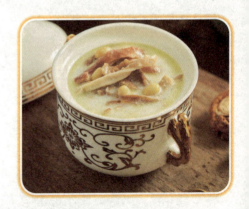

1. 将所有食材清洗干净。

2. 将胡椒研末放入猪肚内，用线扎紧。

3. 用小火煨炖，熟后加调味品。

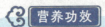 **营养功效**

本药膳具有温脾胃、祛寒通脉之功效，可用于萎缩性胃炎所致的胃脘冷痛之症。

砂仁粥

食材： 砂仁 10 克，大米 25 克，

小米 25 克。

做法：

1. 取砂仁，略洗去浮尘及杂质。

2. 装纱布袋封口加水 2000 毫升。

3. 煮 30 分钟后将药袋取出，药水备用。

4. 将大米、小米洗净入锅，加药汁。

5. 煮成 500 毫升左右的粥。

营养功效

　　本药膳具有温热脾胃、助肠胃消化的功效，适用于腹胀、嗳气、便秘、胃痛等病症。

参须石斛滋胃汤

食材： 人参须 10 克，石斛 15 克，玉竹 12 克，

淮山药 12 克。

做法：

1. 将所有食材洗净。

2. 加入砂锅内熬 30 分钟即可。

营养功效

　　本药膳主治萎缩性胃炎，气阴不足所致的纳少，胃脘不舒及食欲不振等。

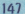

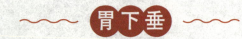

胃下垂

病症概述

胃下垂是指站立时，胃的下缘达盆腔，胃小弯弧线最低点降至髂嵴连线以下，称为胃下垂。

典型症状

患者多自述腹部有胀满感、沉重感、压迫感，常于餐后发生，与食量有关。进食量愈大，其疼痛时间愈长，且疼痛亦较重。

饮食"红黑榜"

平时所吃的食物应细软、清淡、易消化。少吃生冷蔬菜，刺激性强的食物如辣椒、姜、过量酒精、咖啡、可乐及浓茶等，可使胃下垂患者反酸。

莲肉山药粥

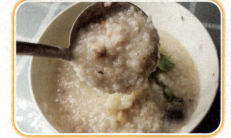

食材：猪肚 1 个，莲肉 50 克，山药 50 克，糯米 100 克。

做法：

1. 将猪肚去除脂膜，洗净切碎，把莲肉、山药捣碎。

2. 和糯米同放入锅内，加水，用小火煮粥。

 营养功效

糯米是一种温和的滋补品，有补虚、补血、健脾暖胃的作用。

猪肚黄芪汤

食材：猪肚 1 个，黄芪 200 克，陈皮 30 克。

做法：

1. 将猪肚去除脂膜，洗净。

2. 把黄芪和陈皮用纱布包好，放入猪肚中。

3. 用线扎紧，加水。

4. 用小火炖至猪肚熟烂。

营养功效

　　猪肚有养胃的功效，在中医中，猪肚入脾、胃经，能够健脾胃，性温，有滋补的功效。

猪脾粥

食材：猪脾 2 具，党参 10 克，橘红 3 克，粳米 100 克。

做法：

1. 将猪脾洗净切片，放锅中微炒。

2. 加入党参、橘红、粳米，煮粥。

3. 可酌加白糖调味。

营养功效

　　猪脾又称为猪横脷，其性平、味涩，有补益脾胃、助消化的功效，主治脾胃虚弱、消化不良、消渴（糖尿病）、食欲减退、脘腹胀满等症。

胃溃疡

病症概述

胃溃疡是一种常见的消化系统疾病，常指胃内壁出现溃疡。主要为长期的幽门螺杆菌感染和非甾体类抗炎药物的过度使用引起的胃黏膜破损。

典型症状

胃部疼痛、食欲下降、体重减轻等症状，严重者可能出现胃穿孔或者胃出血。

饮食"红黑榜"

以清淡软糯以及易消化的饮食为主，可以吃馄饨、粥、面条以及营养价值高的炖汤。避免摄入脂肪较多以及含淀粉的食物，因为此类食物不利于消化。

桃仁猪肚粥

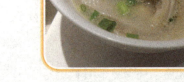

食材：桃仁（去皮尖）10 克，生地 10 克，熟猪肚片 50 克，大米 50 克，调料适量。

做法：

1. 将肚片切细，取两倍水煎取汁。

2. 加猪肚、大米煮为稀粥。

营养功效

本药膳可益气活血，化瘀止痛。

冬菇鸡肉粟米羹

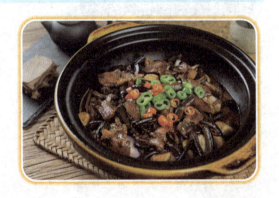

食材: 冬菇、鸡肉、粟米片、葱各适量。

做法:

1. 将冬菇浸软，洗净，切粒。

2. 将粟米片用清水调成糊。

3. 鸡肉洗净，切粒。将葱去须洗净，切葱花。

4. 把粟米糊放入沸水锅内，小火煮 5 分钟后，放鸡粒、冬菇，煮 3 分钟，放葱花调味，再煮沸即可。

营养功效

本药膳有健脾养胃、益气养血之功，适用于胃癌属气血两虚者，食欲不振、胃脘隐痛、体倦乏力等病症。

大蒜鳝鱼煲

食材: 鳝鱼、大蒜、三七末、生姜各适量。

做法:

1. 将蒜头（去衣）洗净，拍碎。

2. 将鳝鱼去肠脏，洗净，切段。将姜洗净。

3. 起油锅，放入鳝鱼、蒜头、姜片爆过。

4. 加清水适量，转用瓦锅，放入三七末。

5. 加盖，小火焖 1 小时，水将干时，放调味料即可。

营养功效

本药膳有健脾暖胃，消积止痛之功，适用于胃癌、胰腺癌疼痛者。

心血管科病症推荐药膳

高血压

病症概述

高血压是指动脉内的压力持续偏高。引起高血压的原因通常难以确定，部分高血压是潜在的肾脏疾病及内分泌系统疾病的表现。

典型症状

恶心、呕吐、气短、躁动不安，以及异常或无法解释的头痛或疲劳。少数情况下，严重的高血压会引起大脑肿胀，导致恶心、呕吐、头痛加重、困倦、意识模糊、癫痫发作、嗜睡，甚至昏迷。

饮食"红黑榜"

限制高热量、高脂肪食物的摄入，少吃肥肉和动物内脏类食物，少吃红肉，多选择禽肉和鱼肉，肉类食品每天食用不要超过二两。

糖醋蒜

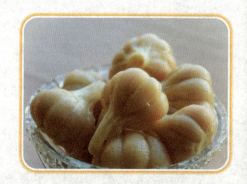

食材：糖、醋、大蒜瓣各适量。

做法：

1. 将所有食材清洗干净。

2. 用糖、醋浸泡大蒜瓣1个月以上。

营养功效

每天吃6瓣蒜，并饮其糖醋汁20毫升，连服1个月，可辅助治疗顽固性高血压。

罗布麻五味子茶

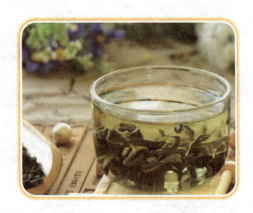

食材：罗布麻叶6克，五味子5克，冰
糖适量。

做法：

1. 将食材清洗干净。

2. 放入砂锅内熬煮。

营养功效

本药膳可改善高血压症状，并可防治冠心病。

玉米糕

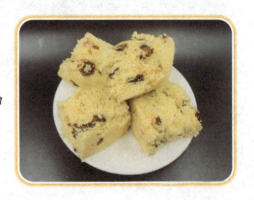

食材：玉米面450克，红糖200克，食
用碱4克，熟猪油15克，发酵面
50克。

做法：

1. 发酵粉和工米面掺清水合成团发酵。

2. 发酵好之后加上述其他原料揉均匀。

3. 用湿布盖好，饧1小时。

4. 反复揉已饧好的面团，整块投入蒸锅铺平。

5. 用旺火蒸25分钟左右。出笼略凉后刀切为块或菱状即可食用。

营养功效

本药膳调中开胃，适用于高血压、咯血等症。

病毒性心肌炎

病症概述

病毒性心肌炎是指由病毒感染引起的心肌局限性或弥漫性的急慢性炎症疾病。急性感染、过度劳累、持续熬夜等更容易诱发此疾病。

典型症状

胸部疼痛，疲劳，腿部、踝部和足部肿胀，心跳加快或不规则，活动时气短，头重脚轻或感觉可能跌倒，流感样症状。

饮食"红黑榜"

饮食上应该以清淡、容易消化、低脂肪、高蛋白的食物为主，注意补充丰富的维生素C，避免进食辛辣、刺激性的食物，如咖啡、辣椒等。

北芪羊脑汤

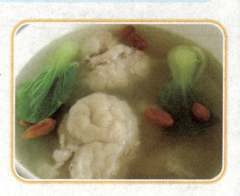

食材： 北黄芪15克，羊脑1具，枸杞子、上海青、调料各适量。

做法：

1. 将羊脑去筋膜，黄芪用布包裹。
2. 加清水适量同炖至羊脑熟。
3. 去黄芪，调入食盐、味精、葱花、姜末，适量服食。

营养功效

本药膳可益心聪脑，适用于心气不足所致的心悸、头昏、肢软乏力、记忆力减退等症。

猪心小麦粥

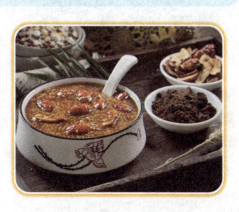

食材： 猪心 1 枚，小麦 30 克，大米 50 克，调料适量。

做法：

1. 将猪心洗净、切片，调味勾芡备用。

2. 取小麦捣碎，同大米煮为稀粥。

3. 待沸后加入猪心片，煮至粥熟，调味服食。

营养功效

　　猪心含有蛋白质、脂肪、钙、磷、铁、维生素 B_1、维生素 B_2、维生素 C 以及烟酸等，对加强心肌营养、增强心肌收缩力有很大的作用。

参枣桂姜粥

食材： 丹参 10 克，大枣 5 枚，桂枝 6 克，干姜 6 克，大米 50 克，牛奶、红糖各适量。

做法：

1. 将诸药水煎取汁，同大米煮为稀粥。

2. 待熟时调入牛奶、红糖。

3. 再煮 1 ~ 2 沸即成。

营养功效

　　本药膳可温阳利水，适用于心肌炎心悸自汗、形寒肢冷、水肿尿少、气促胸闷等症。

冠心病

病症概述

冠心病是指冠状动脉发生了粥样硬化，导致血流不畅，使心肌缺血、缺氧而引起的心脏病。

典型症状

胸痛、胸闷，咽部紧缩感，左肩背及上肢酸痛，胃部不适等。

饮食"红黑榜"

忌吃高脂肪及高胆固醇的食物，如动物内脏、肥肉、奶油等。以清淡饮食为宜，如富含维生素的新鲜蔬菜、水果，富含植物蛋白的豆类等。

海藻昆布汤

食材：海藻 30 克，昆布 30 克，姜片 15 克，葱花 5 克。

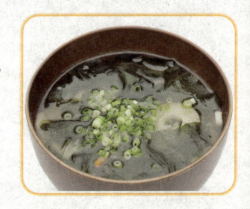

做法：

1. 所有食材洗净。

2. 放入砂锅内熬煮 20 分钟即可。

营养功效

本药膳适用于冠心病合并高脂血症、高血压。

姜桂薤白粥

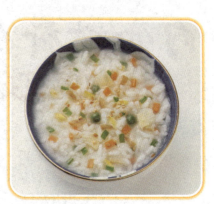

食材：干姜3克，薤白9克（鲜者均加倍），粳米100克，葱白2茎，肉桂末0.5～1克。

做法：

1. 将葱白洗净，切碎。

2. 将干姜、薤白洗净。

3. 与粳米同煮为粥，撒入肉桂末。

营养功效

本药膳特别适用于冠心病证属阳虚或寒凝者。

山楂桃仁蜜

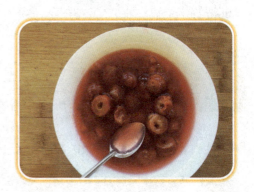

食材：鲜山楂1000克，桃仁60克，蜂蜜少许。

做法：

1. 将所有食材洗净。

2. 放入砂锅内熬煮取汁。

3. 用此汁液与蜂蜜上锅隔水蒸1小时，冷却后备用。

营养功效

本药膳具有活血化瘀、消食润肠、降脂降压之价值。

内分泌科病症推荐药膳

甲状腺功能亢进症

病症概述

甲状腺功能亢进是指甲状腺过度活跃，产生的甲状腺激素超过身体所需。

典型症状

高血压，心率加快或心悸，大量出汗以及一直感觉非常暖热，手抖，神经紧张、焦虑、排便频繁，有时伴腹泻，女性月经不规律或无月经。

饮食"红黑榜"

甲亢患者易缺钾，可以多食香蕉、杨桃、柚子、西红柿、番石榴、龙眼、枇杷等水果。

香附栀子粥

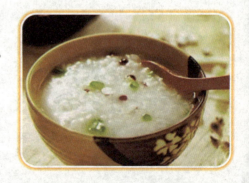

食材：香附 6 克，栀子 10 克，粳米 100 克。

做法：

1. 先将香附、栀子加水煎煮，去渣取汁。
2. 用药汁与粳米一起煮成粥。早、晚分服。

营养功效

本药膳疏肝理气、清热泻火，适合肝郁火旺证之甲亢患者服用。

陈皮木香烧肉

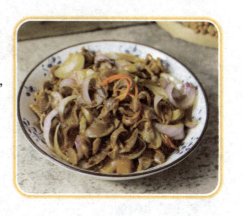

食材：陈皮6克，木香6克，猪瘦肉300克，洋葱、食用油、盐、味精各适量。

做法：

1. 将猪瘦肉、洋葱洗净，切片。

2. 将陈皮、木香焙脆研末，备用。

3. 锅内放少许油，烧热后放入猪瘦肉片与洋葱，翻炒片刻。

4. 加适量清水烧热，待熟时放入陈皮、木香末，加入适量调味品即可。

营养功效

本药膳理气健脾，调中，燥湿，化痰。

拌荠菜

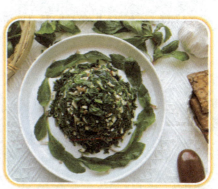

食材：荠菜200克，蛤蜊200克，豆瓣酱10克，大蒜10克，大葱20克，盐3克。

做法：

1. 将荠菜连同根搓洗干净，沥水。

2. 将蛤蜊洗净，浸泡在盐水中，除去泥沙。

3. 将蒜去皮捣成泥状，葱切成丝。

4. 锅内放清水，加泡净的蛤蜊煮沸后，加入豆瓣酱。

5. 再次煮沸后，加入荠菜和蒜；煮沸后再加葱丝，出锅晾凉即成。

营养功效

本药膳可祛痰、明目、祛水肿。

糖尿病

病症概述

糖尿病是一种代谢性疾病，主要特征是患者的血糖长期高于标准值。高血糖会造成俗称"三多一少"的症状：多食、多饮、多尿及体重下降。

典型症状

感觉比平时更口渴。尿频，体重意外下降，尿液含酮，感觉疲惫和虚弱，感觉易怒或有其他情绪变化，视力模糊，伤口愈合缓慢。

饮食"红黑榜"

避免食用高脂肪奶制品和动物蛋白质。避免摄入加工零食、烘烤食品、起酥油和人造黄油棒中的反式脂肪。

黄鳝粥

食材：黄鳝、大米、葱花、枸杞子、盐各适量。

做法：

1. 将黄鳝切成小段。

2. 与大米一起煮成粥。

3. 加入少许姜、盐等调味品。

营养功效

本药膳适合阴虚火旺、口干舌燥、多饮多尿等症状的糖尿病患者食用。

山药大枣汤

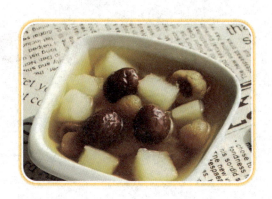

食材：山药、大枣、冰糖各适量。

做法：

1. 将山药切成小块。

2. 与大枣一起放入水中。

3. 煮沸后改小火煮熟，加入少许冰糖或蜂蜜调味。

营养功效

山药是一种常见的中药材和食材，含有丰富的淀粉、蛋白质、维生素C、钾等营养素，具有健脾益肾、补气养阴、降血糖等功效。大枣是一种果实和中药材，含有多种维生素、微量元素和氨基酸等营养素，具有补中益气、养血安神、调节内分泌等功效。

韭菜煮蛤蜊肉

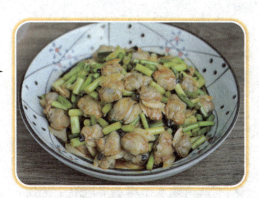

食材：韭菜、蛤蜊肉、料酒、姜、盐各适量。

做法：

1. 将韭菜切成段。

2. 与蛤蜊肉一起放入水中煮。

3. 沸后改小火煮熟，加入少许料酒、姜、盐等调味。

营养功效

韭菜是一种常见的蔬菜，含有丰富的维生素C、胡萝卜素、钙、铁等营养素，具有温中散寒、补肾壮阳、利尿消肿等功效。

高尿酸血症

病症概述

高尿酸血症是由嘌呤代谢障碍导致的一种慢性代谢性疾病，可以分为原发性和继发性两类。原发性高尿酸血症主要由尿酸排泄减少或生成增多引起。

典型症状

深夜突然出现关节疼痛，呈撕裂样、刀割样疼痛，伴关节红肿，局部皮肤温度升高，严重时影响走路。

饮食"红黑榜"

宜选用含嘌呤少的食物，以牛奶及奶制品、蛋类、蔬菜、水果、细粮为主。无论在急性期或缓解期，均应避免食用含嘌呤高的食物，如动物肝脏等。

玉米须茶

食材：玉米须 15 克，绿茶 3 克。

做法：

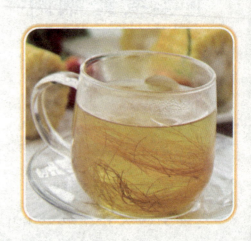

1. 将玉米须用清水洗净备用。

2. 将玉米须置于沸水中焖泡 1 分钟。

3. 加入绿茶，等待 30 秒后即可饮用。

营养功效

玉米须性平，味甘，归膀胱、胆、肝经，能够利尿消肿、减少尿酸的生成，同时还能降压降糖，是缓解痛风症状的明智之选。

豆蔻茯苓馒头

食材：白豆蔻 5 克，茯苓 10 克，面粉 250 克，酵母 3 克。

做法：

1. 将白豆蔻去壳。

2. 白豆蔻连同茯苓烘干研成细粉。

3. 把面粉、豆蔻粉、茯苓粉、酵母和匀，加适量水揉成面团，发酵待用。

4. 再把面团制成馒头坯，上笼蒸 20 分钟即可。

营养功效

　　茯苓性平，味甘、淡，归心、脾、肾经，除湿解毒，通利关节，可促使尿酸盐排出。

蒲公英宣木瓜煮粥

食材：蒲公英、宣木瓜、粳米各适量。

做法：

1. 将所有食材清洗干净。

2. 放入砂锅内煮粥。

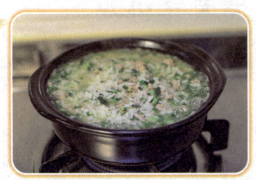

营养功效

　　蒲公英加宣木瓜有助于缓解关节肿痛等症状，具有去湿利尿、温和肝胃，除酸祛风、降酸的功效。

神经精神科病症推荐药膳

神经衰弱

病症概述

　　神经衰弱是一种以脑和躯体功能衰弱为主要特征的心理疾病，其具体发病原因目前尚未明确，但一般认为与长期的心理压力和紧张状态有关。

典型症状

　　神经衰弱的主要临床症状包括精神易兴奋、烦躁，脑力易疲乏。

饮食"红黑榜"

　　进食营养丰富的食物，如蛋黄、花生、羊脑、猪脑、核桃等。不吃或少吃辛辣性食物，尤其是在晚上不能喝浓茶、咖啡或含咖啡因的饮品。

黄豆核桃鸡

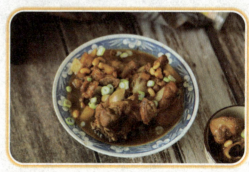

食材：鸡肉 750 克，黄豆 50 克，核桃 50 克，调料适量。

做法：

1. 将鸡肉洗净、切块，黄豆泡软，核桃取仁，同放入汽锅中。

2. 加葱白、姜末、食盐、料酒，而后加水至八成满。

3. 小火蒸约 2 小时后取出，加胡椒粉适量，待稍凉后食用。

营养功效

　　本药膳可补肾益精，安心凝神。

女贞枸杞子瘦肉汤

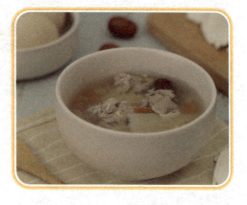

食材：猪瘦肉 250 克，女贞子 30 克，枸杞子 15 克，大枣 5 枚。

做法：

1. 将女贞子、枸杞子、大枣洗净。

2. 将猪瘦肉洗净切块。

3. 把全部用料一同放入锅内，加清水适量。

4. 大火烧沸后，小火慢炖 2 ~ 3 小时，调味即可食用。

营养功效

　　本药膳滋养肝肾，适用于慢性肝炎、肝肾阴虚者。证见肝区隐痛不适，腰酸乏力，头晕眼花，潮热盗汗，五心烦热，口渴，舌红少苔，脉细数。

山药蛋黄粥

食材：山药 30 克，蛋黄 2 个，粳米 150 克。

做法：

1. 将鸡蛋去蛋清留蛋黄，搅散。

2. 将山药洗净切片，粳米淘洗干净。

3. 将山药、粳米一起放入锅内，加水适量，大火烧开，改用小火熬熟。

4. 将蛋黄倒入粥里，拌匀烧开即成。

营养功效

　　本药膳滋阴润燥、养血、息风，对心烦失眠、虚劳吐血、小儿消化不良等症有疗效。

偏头痛

病症概述

偏头痛是头痛的一种，可引起严重的搏动痛或跳动感，一般仅出现在头部一侧。通常会伴有恶心、呕吐，以及对光和声音极其敏感。

典型症状

视觉现象，如看到各种形状、亮点或闪光，视觉丧失，手臂或腿部有麻痛感，面部或身体一侧无力或麻木感，言语困难。

饮食"红黑榜"

补充维生素 B_2 有助于预防偏头痛。维生素 B_2 存在于奶类食品、蛋黄、绿叶菜、谷物、豆类、坚果及动物内脏等食物中。忌喝浓茶、咖啡。

天麻茯苓土鸡汤

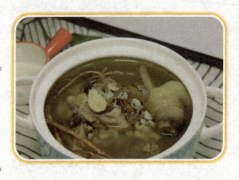

食材：土鸡、天麻、茯苓、枸杞子、盐各适量。

做法：

1. 将土鸡洗净，切成块状。

2. 烧热油，放入鸡块，翻炒至鸡肉凸于鸡骨。

3. 放入天麻、茯苓、枸杞子和适量水、盐，待煮熟后便可以食用。

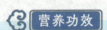 **营养功效**

本药膳具有滋补肝肾、祛风止痛等功效。

枸杞子鸡肝汤

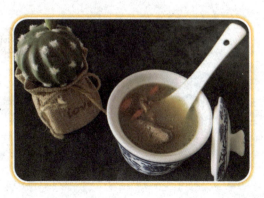

食材：银耳15克，枸杞子10克，茉莉花10克，菊花10克，鸡肝100克，调料适量。

做法：

1. 将银耳洗净撕成小片，清水浸泡。

2. 将菊花、茉莉花用温水洗净，将鸡肝洗净切薄片备用。

3. 将水烧沸，先入料酒、姜汁、食盐，随即下入银耳及鸡肝，烧沸。

4. 打去浮沫，待鸡肝熟，调味，再入枸杞子、茉莉花稍沸即可。

营养功效

本药膳疏肝解郁、调神养性，适用于长期熬夜、肝火旺盛者服用。

天麻鱼头汤

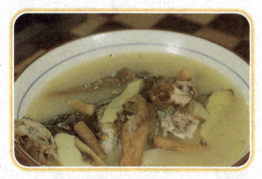

食材：鱼头、天麻、姜片、火腿、适量酒、盐各适量。

做法：

1. 将鱼头洗净切两半，天麻沥干水分。

2. 锅内加入油，爆香姜片，放入料酒，再加入鱼头，封煎1~2分钟后去除鱼腥。

3. 将鱼头放入盛满清水的炖盅内，加入天麻和火腿。

4. 慢火炖2小时左右即可食用。

营养功效

本药膳具有治疗眩晕头痛、神经衰弱以及宁神定惊的功效。

三叉神经痛

病症概述

三叉神经痛是较常见的脑神经疾病，以一侧面部三叉神经分布区内反复发作的阵发性剧烈痛为主要表现，国内统计的发病率为 52.2/10 万，女性略多于男性，发病率可随年龄而增长。三叉神经痛多发生于中老年人，面部右侧多于左侧。

典型症状

该病的特点是：在头面部三叉神经分布区域内，发病骤发、骤停闪电样、刀割样、烧灼样、顽固性、难以忍受的剧烈性疼痛。

饮食"红黑榜"

饮食上注意要以较软的食物为主，因咀嚼诱发疼痛的患者，则要进食流食，忌吃油炸物、刺激性食物、海鲜以及热性食物等，不吸烟、少喝酒。

化瘀止痛粥

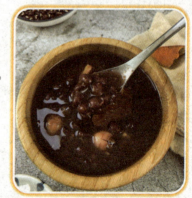

食材：陈皮6克，玫瑰花3克，粳米100克，红糖适量。

做法：

1. 将陈皮泡软，放入粳米。
2. 将熟时加入玫瑰花和红糖，煮成粥后即可食用。

营养功效

本药膳具有止痛的功效。

山楂茴香红糖汤

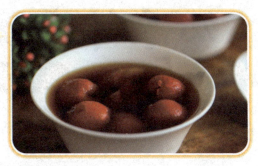

食材：山楂肉 15 克，小茴香 5 克，
红糖 30 ～ 50 克。

做法：

1. 将山楂肉、小茴香放入煲内，加清水 500 毫升。

2. 小火煎至 250 毫升时加入红糖，调匀煮沸即可。

营养功效

山楂性温，味甘酸，具有消积化滞、散瘀止痛之功效。

菠萝料汁拌牛肉

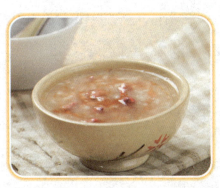

食材：山楂 5 克，甘草 2 克，菠萝 1 个，
牛肉 80 克，甜椒 5 克，洋菇 5 克，
姜末 3 克，西红柿酱适量。

做法：

1. 将菠萝洗净，切成两半，挖出果肉，做成容器备用。

2. 将山楂、甘草熬煮后，滤取汤汁备用。

3. 将菠萝果肉榨成汁，加西红柿酱、汤汁，煮成醋汁，最后淋在炸熟的牛肉上。

4. 另起油锅，将备好的姜末、甜椒等与牛肉拌炒，装入菠萝盅即可。

营养功效

菠萝中的蛋白酶有助于缓解炎症和疼痛。

泌尿科病症推荐药膳

慢性肾炎

病症概述

慢性肾小球肾炎简称慢性肾炎，是一组以血尿、蛋白尿、高血压、水肿为基本临床表现的肾小球疾病。

典型症状

恶心，呕吐，食欲不振，疲劳和虚弱，睡眠障碍，排尿增多或减少，头脑不那么清醒，肌肉痛性痉挛，脚和脚踝肿胀，皮肤干痒等症状。

饮食"红黑榜"

慢性肾脏病患者每日盐摄入量应小于 5 克，合并水肿的患者每日小于 3 克。警惕含盐量高的深加工食品，如烟熏肉、烧烤、腌制食品等。

青鸭羹

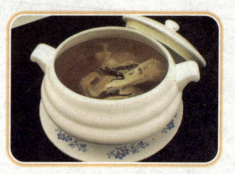

食材：青头鸭 1 只，草果 1 个，赤小豆 250 克。

做法：

1. 将青头鸭洗净。

2. 将赤小豆、草果装入鸭腹内，将鸭子放入锅内。

3. 加水适量，用火炖煮，待鸭熟后即成。

营养功效

本药膳健脾开胃，利水消肿。

芪烧活鱼

食材： 黄芪 10 克，党参 6 克，活鲤鱼 1 条，水发香菇 15 克，冬笋片 15 克。

做法：

1. 将鲤鱼洗净划十字花刀，将黄芪、党参切成厚片。

2. 炒锅内放入花生油，烧至六成热，下鲤鱼，炸成金黄色，捞出去油。

3. 将猪油、白糖放入炒锅，炒成枣红色时。

4. 下炸好的鲤鱼、黄芪、党参，加水适量，烧开后改小火煨，待汤汁浓。

5. 将鱼捞出，去黄芪、党参，再把笋片、香菇、葱、姜、蒜放入汤内。

6. 烧开后，撇去油沫，勾芡，淋上猪油，浇在鲤鱼上面即成。

营养功效

　　本药膳益气健脾，利水消肿。

海金沙薏苡仁粥

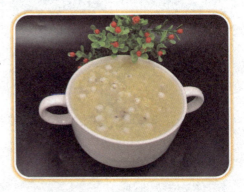

食材： 海金沙 15 克，薏苡仁 90 克，小米、白糖各适量。

做法：

1. 将海金沙加水适量，煎取汁一碗。

2. 加入淘净的薏苡仁水于锅内，煮粥 3 碗。

3. 再与药汁一碗混合均匀，加白糖适量。可作主食服用。

营养功效

　　本药膳能健脾利水、通淋、排石，适合慢性肾炎、肾结石、尿道结石等疾病患者做食疗。

肾结石

病症概述

肾结石是由矿物质和盐在肾脏内形成的坚硬沉积物。导致肾结石的原因有很多，包括饮食、超重、某些医疗状况以及某些补剂和药物。

典型症状

排尿时疼痛，尿液中有血液。在这种情况下，尿液可能呈粉红色、红色或棕色。

饮食"红黑榜"

限量摄取富含草酸的食物，包括豆类、甜菜、芹菜、巧克力、葡萄、青椒、香菜、菠菜、草莓及甘蓝菜科的蔬菜。避免酒精、咖啡因、茶、无花果干、羊肉、核果、青椒、红茶、罂粟子等。

石韦冬葵茶

食材：金钱草30克，石韦30克，冬葵子30克。

做法：

1. 将所有食材洗净。

2. 放入砂锅内熬煮。

营养功效

本药膳可排石。

金钱草蜂蜜饮

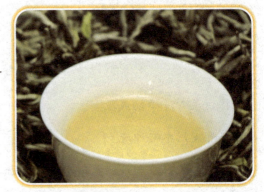

食材：金钱草 80 克，黑木耳 50 克，
蜂蜜 50 毫升。

做法：

1. 将金钱草洗净，放入砂锅内泡 20 分钟后上火煎取药汁 3500 毫升。

2. 去药渣留汁。

3. 将黑木耳择去杂质，洗净、泡发，撕成小块，放到药汁中煮沸。

4. 5 分钟后，捞出放橄榄油、蒜末、少许味精和食盐，调拌。

5. 汁变温后加蜂蜜搅匀，分次喝汁食黑木耳，每日 1 剂。

营养功效

　　本药膳通畅管道，利尿排石，适合尿中挟砂石，小便艰涩，尿道窘迫疼痛，小腹疼痛者。

葵心茶

食材：金钱草 30 克，石韦 30 克，冬
葵子 30 克。

做法：

1. 将所有药材洗净。

2. 放入砂锅内熬煮，捞出汤渣饮用。每日 1 剂，连服 1 个月。

营养功效

　　本药膳治结石伴血淋。

尿路感染

病症概述

前列腺炎是前列腺的一种疾病，通常与炎症有关。前列腺炎经常引起排尿疼痛和困难，以及腹股沟、骨盆区域或生殖器疼痛。

典型症状

持续的强烈尿意，排尿时有灼热感，尿频，排尿量少，尿较浑浊，尿液呈红色、鲜粉红色或可乐色（这是血尿的迹象），尿液有强烈气味。

饮食"红黑榜"

多吃清淡且富含水分的食物。避免食用刺激性食物，如生姜、葱蒜等。多吃清热利尿的食物，如冬瓜、苦瓜、荠菜、菊花、马蹄等。忌食温热性食物和烟酒。

菜心炒虾皮

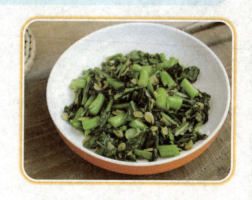

食材：白菜心、虾皮、蒜蓉各适量。

做法：

1. 将白菜心洗净切成段。

2. 将虾皮用水略冲洗。

3. 炒锅上火，放油烧热，加入虾皮、蒜蓉、白菜心炒匀，炒至菜熟，不需调味即可上桌。

营养功效

本药膳有开胃、润肺的功效，其丰富的钙、磷、蛋白质及维生素对体弱乏力，腰酸足软有一定的疗效。

荠菜饺

食材：面粉 800 克，荠菜 1500 克，虾皮 50 克，调料适量。

做法：

1. 将荠菜去杂，洗净切碎，放入盆中。

2. 加入虾皮、精盐、味精、酱油、葱花、花生油、芝麻油，拌匀成馅。

3. 将面粉用水和成软硬适度的面团，切成小面剂，擀成饺子皮，包馅成饺。

4. 下沸水锅煮熟，捞出装碗。

营养功效

本药膳适用于缓解高血压、眼底出血、眩晕头痛及吐血、肾炎水肿。

苦瓜蛤蜊汤

食材：苦瓜半根，蛤蜊 30 颗，香葱两棵，姜丝少许，麻油一勺。

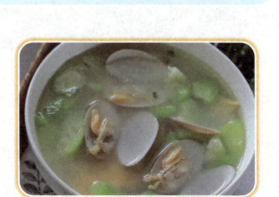

做法：

1. 将苦瓜洗净切小块，葱姜切丝。

2. 将蛤蜊泡入水中，加入一点盐。

3. 锅中加入冷水，放入苦瓜、姜丝。

4. 倒入干净的蛤蜊，开大火煮沸，蛤蜊只要一张口即可关火，加入一点盐。

5. 放入葱花，加入一勺麻油调味。

营养功效

苦瓜可清热解暑，所含的苦味素能清热泻火、健脾开胃。

皮肤科病症推荐药膳

皮肤湿疹

病症概述

湿疹是一种持久和续发的皮疹，以发红、水肿、瘙痒和发干为表征，可伴有结痂、剥落、起泡、开裂、出血或渗血。

典型症状

皮肤干燥、开裂、瘙痒，肿胀皮肤处出现皮疹，为棕色或黑色的小凸起肿块，渗液和结痂，皮肤增厚，眼睛周围皮肤变暗，抓挠后皮肤擦伤、敏感。

饮食"红黑榜"

饮食清淡，少吃牛奶、鱼类、鸡蛋等容易加重病情的食物，不吃过油、辛辣的食物。对于患湿疹的婴幼儿，尽量以母乳喂养。

石斛花胶乌鸡汤

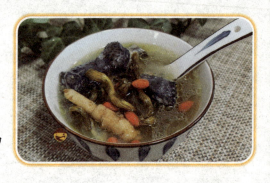

食材：霍山石斛 10 条，花胶 2 块，乌鸡 1 只，猪瘦肉半斤，姜 3 片。

做法：

1. 将石斛浸泡至软身，剪成小块，将乌鸡洗净后煮开，去血水后捞出。

2. 将两者放入大碗中，加入花胶、猪瘦肉、姜片、水适量，隔水炖 1.5 小时即可调味出锅。

营养功效

本药膳补血益损，生津养颜，适合久劳虚损、胃阴不足之人。

木瓜花生鸡脚汤

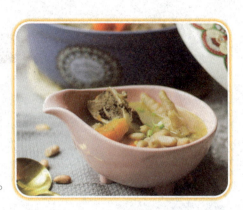

食材：木瓜1个，花生2两，鸡脚半斤，
猪瘦肉1斤，姜片适量。

做法：

1. 将鸡脚去甲，用清水煮5分钟捞起冲水。

2. 将木瓜去皮囊和籽，切成几块。

3. 将上述食材放进汤煲里共煮1.5小时后，调味食用。

🌀 **营养功效**

本药膳补虚健胃，润肤养颜，适合皮肤干燥、筋骨荏弱之人饮用。

西洋参炖乌鸡汤

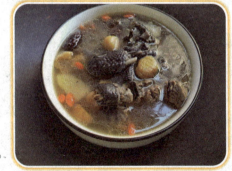

食材：乌鸡半只，西洋参3克，枸杞子
适量，姜2片。

做法：

1. 将乌鸡洗净，放入锅中煮开，撇去浮沫。

2. 将鸡肉斩成大块，放进砂锅。

3. 放入西洋参、姜片和枸杞子，倒入适量水，煲1.5小时后调味食用。

🌀 **营养功效**

本药膳清热滋阴、养血柔肝，适合内有虚热、津液不足之人服用。

黄褐斑

病 症 概 述

　　黄褐斑通常出现在 20～50 岁女性的脸颊、上唇、额头和下巴，主要是由于外部阳光照射、外部激素（如避孕药）和妊娠期内部激素变化引起的。

典 型 症 状

　　黄褐斑的症状是一种非常常见的斑片状，呈棕色、棕褐色或模糊灰色的面部的皮肤变色，通常见于生育年龄的女性。

饮 食 "红 黑 榜"

　　适量吃党参、山药、茯苓、枸杞子、黄芪、玉竹、鸡等。多摄取富含维生素 C 的新鲜水果、蔬菜和有消退色素功效的冬瓜、丝瓜、蕃茄、山楂等。

山药沙参粥

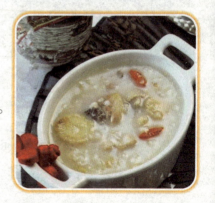

食材：山药 9 克，薏苡仁 9 克，麦冬 6 克，北沙参 6 克，生地 6 克，冰糖、枸杞子各适量。

做法：

1. 将上述药材放入锅中，加入 5 杯水。

2. 用大火煮开转小火煮至 2 杯药汁。

3. 加入适量冰糖，搅拌至冰糖融化即可。

营养功效

　　本药膳健脾滋阴，凉血祛火。

莲藕汤

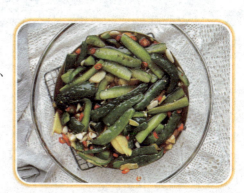

食材: 莲藕、栗子、花生米、排骨各适量。

做法:

1. 将莲藕去皮, 切块状冲洗干净待用。

2. 将栗子放入锅中, 加水煮开后去皮。

3. 将花生米洗净, 将排骨切块, 沸水焯过待用。

4. 将莲藕块、栗子、排骨放入汤煲中, 加水煮开后加入盐、蘑菇粉、油, 调至小火, 慢火煲 1 小时左右。

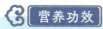 营养功效

板栗中含有大量的维生素 B_2 以及核黄素, 这两种物质进入体内之后可以有效地提高视力、缓解眼睛疲惫, 可以促进皮肤、毛发以及指甲等的顺利生长。

腌黄瓜

食材: 黄瓜 2 根, 蒜片、小米辣、干辣椒、花椒、桂皮、八角各适量。

做法:

1. 将黄瓜切长条, 削去中间的瓜瓤。

2. 加盐抓匀, 杀下水分, 静置 30 分钟黄瓜条明显变软后洗净沥干。

3. 锅中加油, 倒入蒜片、小米辣、干辣椒、花椒、桂皮、八角炒香后关火。

4. 炸好的油和小料全部倒入黄瓜条, 加入生抽、蚝油、醋、糖、盐抓匀盖上保鲜膜, 冰箱内冷藏一晚即可。

营养功效

黄瓜含有丰富的维生素, 可为皮肤、肌肉提供充足的养分。

五官科病症推荐药膳

视疲劳

病症概述

视疲劳，或称眼疲劳，是一种眼科常见病，主要是由于人们平时看电视或电子产品屏幕时，眼睛眨眼次数减少，刺激眼睛而引起的。

典型症状

视疲劳引起的眼干、眼涩、眼酸胀，视物模糊甚至视力下降直接影响着人们的工作与生活。

饮食"红黑榜"

维生素 C 是组成眼球晶状体的成分之一，摄入充足的维生素 C，有助于延缓眼睛老花和衰老，缓解视疲劳。日常饮食应少食辛辣、煎炸、刺激性的食物。

玉米刺梨粥

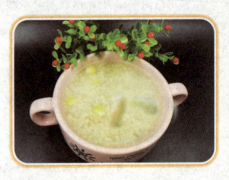

食材： 玉米（鲜）30克，粳米60克，刺梨15克。

做法：

1. 将玉米洗净，刺梨去皮切片，粳米洗净。

2. 将全部食材一同放入锅内，加清水适量，小火煮成稀粥，调味即可。随量食用。

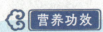 **营养功效**

本药膳补中健脾、开胃消食。但冠心病、高血压病、高脂血症属脾虚、症见食欲不振、饮食减少、胸闷心悸、肢体麻木、小便不利或下肢浮肿、胃热泛酸者不宜食用。

鲜枣粥

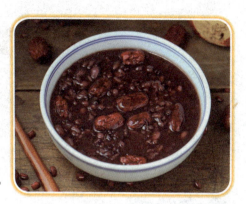

食材: 鲜枣100克、黑米30克，大米30克，糙米20克，白糖20克。

做法:

1. 将糙米、黑米洗净，浸泡2~3小时。

2. 将鲜枣洗净、去核，切丁备用。

3. 将清水、大米、黑米、糙米一起入锅，放入白糖和枣肉丁，小火熬制40分钟。

营养功效

此药膳含有丰富的维生素C，对眼睛有益。

彩椒炒口蘑

食材: 彩椒（红椒、黄椒各半个），口蘑8朵，食用油、盐各适量。

做法:

1. 将食材洗净，彩椒切块，口蘑切成片状。

2. 炒锅上火烧热，放入少许的食用油，油温热后，放入口蘑片，翻炒断生。

3. 口蘑水分大，翻炒过后很快就会出水，味道很鲜。

4. 把切好的彩椒块放入锅里，一起翻炒均匀。

5. 加少许盐调味，如果汤汁过多，可以调大火收汁，再出锅装盘。

营养功效

彩椒中含有多种维生素，能清除内热，对提高视力、减少眼疾有一定的作用。

过敏性鼻炎

病症概述

过敏性鼻炎，亦称变应性鼻炎，是一种由基因和环境因素共同导致的多因素性疾病。

典型症状

在儿童和青少年中特别常见，可导致明显的流鼻涕、后鼻滴涕、打喷嚏和鼻痒等症状。

饮食"红黑榜"

忌食寒凉生冷食物，如生冷瓜果、凉水、凉菜等。多吃补益肺气之物，如鹌鹑、木耳、银耳等。忌刺激性食物，如辣椒、芥末等。

人参核桃饮

食材：人参 3 克，核桃仁 15 克，白糖适量。

做法：

1. 将人参切片，核桃仁压碎。

2. 加水适量，大火烧沸，用小火热煮半小时。

3. 滤渣，加入白糖即成，并宜反复煎熬。

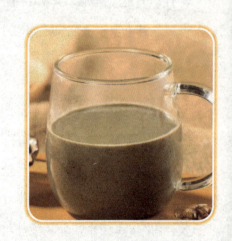

营养功效

本药膳的功效是益气固肾，适用于过敏性鼻炎反复发作、易感冒者。